常用中药饮片识别应用图谱

路明静　张茅茅　张　文　主编

山东大学出版社

· 济南 ·

图书在版编目(CIP)数据

常用中药饮片识别应用图谱/路明静,张茅茅,张
文主编. —济南:山东大学出版社,2021.7
ISBN 978-7-5607-7099-4

Ⅰ.①常… Ⅱ.①路… ②张… ③张… Ⅲ.①中药材
—中药鉴定学—中医学院—教材②饮片—识别—中医学院
—教材 Ⅳ.①R282.5②R283.3

中国版本图书馆 CIP 数据核字(2021)第 144580 号

策划编辑 唐 棣
责任编辑 毕文霞
封面设计 杜 婕

出版发行	山东大学出版社
社 址	山东省济南市山大南路 20 号
邮政编码	250100
发行热线	(0531)88363008
经 销	新华书店
印 刷	济南巨丰印刷有限公司
规 格	720 毫米×1000 毫米 1/16
	18.5 印张 348 千字
版 次	2021 年 7 月第 1 版
印 次	2021 年 7 月第 1 次印刷
定 价	46.00 元

《常用中药饮片识别应用图谱》
编 委 会

前　言

中医药学是一个以传承为根基的学科,传承是中医药事业发展的重要组成部分。但是现代中医药高等教育模式对传统中医药的思维、知识、技能传承远远不够,导致诸多中医药专业毕业生不能掌握中药的传统鉴别、炮制、煎煮等技能,岗位胜任力不足等问题。

本书从中药学专业高素质应用型人才培养的需求出发,以临床常用中药为基础,精选了273味常用饮片按照中药功效进行编排,与《中药学》教材编排体例保持一致,方便学生课上、课下学习。每味药物由文字说明和中药饮片高清图片组成,高清图片直观形象地展现了中药饮片的形态特征;文字说明部分以《中华人民共和国药典》(2020年版)为蓝本,确保知识的严谨性、科学性,系统介绍了各药物的来源、性状、功能与主治、注意事项等。

本书的编写得到了济南市章丘区中医医院和齐鲁理工学院宣传处的大力支持,在此深表感谢! 由于时间、水平所限,本书难免有不足之处,恳请广大师生多提宝贵意见。

编　者

2021 年 5 月

目　录

第一章　解表药

麻黄

【来源】　本品为麻黄科植物草麻黄、中麻黄或木贼麻黄的干燥草质茎。秋季采割绿色的草质茎,晒干。

【饮片性状】　本品呈圆柱形的段。表面淡黄绿色至黄绿色,粗糙,有细纵脊线,节上有细小鳞叶。切面中心显红黄色。气微香,味微苦。

【功能与主治】　发汗散寒,宣肺平喘,利水消肿。用于风寒感冒,胸闷喘咳,风水水肿。蜜麻黄润肺止咳,多用于表证已解,气喘咳嗽。

【注意事项】　置通风干燥处,防潮。

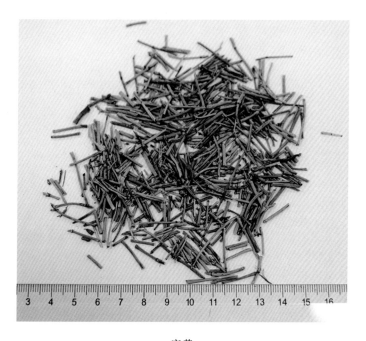

麻黄

桂枝

【来源】 本品为樟科植物肉桂的干燥嫩枝。春、夏二季采收,除去叶,晒干,或切片晒干。

【饮片性状】 本品呈类圆形或椭圆形的厚片。表面红棕色至棕色,有时可见点状皮孔或纵棱线。切面皮部红棕色,木部黄白色或浅黄棕色,髓部类圆形或略呈方形。有特异香气,味甜、微辛。

【功能与主治】 发汗解肌,温通经脉,助阳化气,平冲降逆。用于风寒感冒,脘腹冷痛,血寒经闭,关节痹痛,痰饮,水肿,心悸,奔豚。

【注意事项】 置阴凉干燥处。

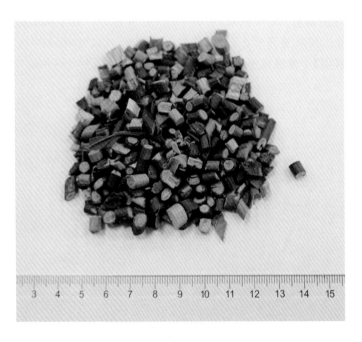

桂枝

紫苏叶

【来源】 本品为唇形科植物紫苏的干燥叶(或带嫩枝)。夏季枝叶茂盛时采收,除去杂质,晒干。

【饮片性状】 本品呈不规则的段或未切叶。叶多皱缩卷曲、破碎,完整者展平后呈卵圆形。边缘具圆锯齿。两面紫色或上表面绿色,下表面紫色,疏生灰白色毛。叶柄紫色或紫绿色。带嫩枝者,枝的直径为 2～5 mm,紫绿色,切面中部有髓。气清香,味微辛。

【功能与主治】 解表散寒,行气和胃。用于风寒感冒,咳嗽呕恶,妊娠呕吐,鱼蟹中毒。

【注意事项】 置阴凉干燥处。

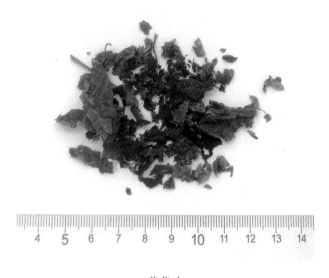

紫苏叶

紫苏梗

【来源】 本品为唇形科植物紫苏的干燥茎。秋季果实成熟后采割,除去杂质,晒干,或趁鲜切片,晒干。

【饮片性状】 本品呈类方形的厚片。表面紫棕色或暗紫色,有的可见对生的枝痕和叶痕。切面木部黄白色,有细密的放射状纹理;髓部白色,疏松或脱落。气微香,味淡。

【功能与主治】 理气宽中,止痛,安胎。用于胸膈痞闷,胃脘疼痛,嗳气呕吐,胎动不安。

【注意事项】 置干燥处。

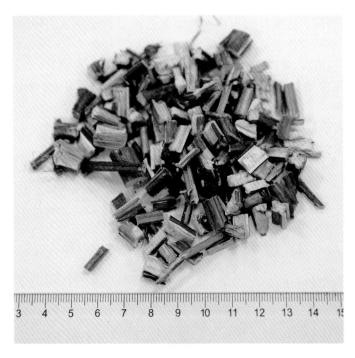

紫苏梗

香薷

【来源】 本品为唇形科植物石香薷或江香薷的干燥地上部分。前者习称"青香薷",后者习称"江香薷"。夏季茎叶茂盛、花盛时择晴天采割,除去杂质,阴干。

【饮片性状】

1.**青香薷** 长 30～50 cm,基部紫红色,上部黄绿色或淡黄色,全体密被白色茸毛。茎方柱形,基部类圆形,直径 1～2 mm,节明显,节间长 4～7 cm;质脆,易折断。叶对生,多皱缩或脱落,叶片展平后呈长卵形或披针形,暗绿色或黄绿色,边缘有 3～5 疏浅锯齿。穗状花序顶生及腋生,苞片圆卵形或圆倒卵形,脱落或残存;花萼宿存,钟状,淡紫红色或灰绿色,先端 5 裂,密被茸毛。小坚果 4,直径 0.7～1.1 mm,近圆球形,具网纹。气清香而浓,味微辛而凉。

　　2.**江香薷**　长 55～66 cm。表面黄绿色,质较柔软。边缘有 5～9 疏浅锯齿。果实直径 0.9～1.4 mm,表面具疏网纹。

　　【功能与主治】　发汗解表,化湿和中,利水消肿。用于暑湿感冒,恶寒发热,头痛无汗,腹痛吐泻,水肿,小便不利。

　　【注意事项】　置阴凉干燥处。

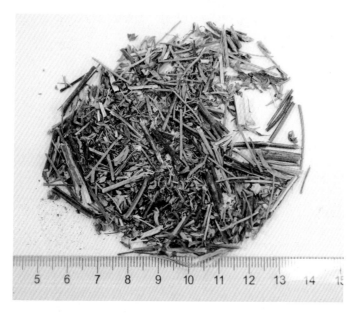

香薷

荆芥

　　【来源】　本品为唇形科植物荆芥的干燥地上部分。夏、秋二季花开到顶,穗绿时采割,除去杂质,晒干。

　　【饮片性状】　本品呈不规则的段。茎呈方柱形,表面淡黄绿色或淡紫红色,被短柔毛。切面类白色。叶多已脱落。穗状轮伞花序。气芳香,味微涩而辛凉。

　　【功能与主治】　解表散风,透疹,消疮。用于感冒,头痛,麻疹,风疹,疮疡初起。

　　【注意事项】　置阴凉干燥处。

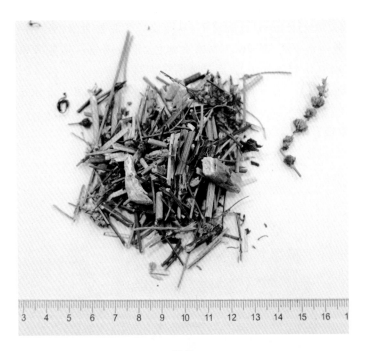

荆芥

荆芥炭

【来源】 本品为唇形科植物荆芥的炮制品。取荆芥段,照炒炭法炒至表面焦黑色,内部焦黄色,喷淋清水少许,熄灭火星,取出,晾干。

【饮片性状】 本品呈不规则的段。全体黑褐色。茎方柱形,体轻,质脆,断面焦褐色。叶对生,多已脱落。花冠多脱落,宿萼钟状。略具焦香气,味苦而辛。

【功能与主治】 收敛止血。用于便血,崩漏,产后血晕。

【注意事项】 置阴凉干燥处。

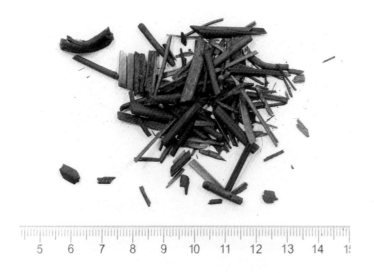

荆芥炭

防风

【来源】　本品为伞形科植物防风的干燥根。春、秋二季采挖未抽花茎植株的根,除去须根和泥沙,晒干。

【饮片性状】　本品为圆形或椭圆形的厚片。外表皮灰棕色或棕褐色,有纵皱纹,有的可见横长皮孔样突起、密集的环纹或残存的毛状叶基。切面皮部棕黄色至棕色,有裂隙,木部黄色,具放射状纹理。气特异,味微甘。

【功能与主治】　祛风解表,胜湿止痛,止痉。用于感冒头痛,风湿痹痛,风疹瘙痒,破伤风。

【注意事项】　置阴凉干燥处,防蛀。

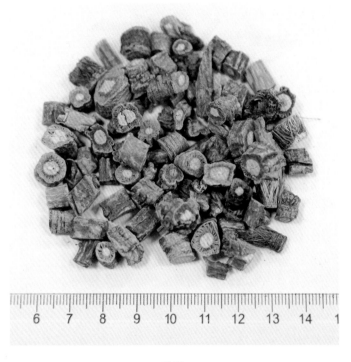

防风

羌活

【来源】 本品为伞形科植物羌活或宽叶羌活的干燥根茎和根。春、秋二季采挖,除去须根及泥沙,晒干。

【饮片性状】 本品呈类圆形、不规则形横切或斜切片,表皮棕褐色至黑褐色,切面外侧棕褐色,木部黄白色,有的可见放射状纹理。体轻,质脆。气香,味微苦而辛。

【功能与主治】 解表散寒,祛风除湿,止痛。用于风寒感冒,头痛项强,风湿痹痛,肩背酸痛。

【注意事项】 置阴凉干燥处,防蛀。

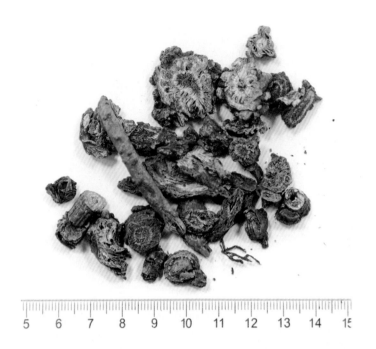

羌活

白芷

【来源】 本品为伞形科植物白芷或杭白芷的干燥根。夏、秋间叶黄时采挖,除去须根和泥沙,晒干或低温干燥。

【饮片性状】 本品呈类圆形的厚片。外表皮灰棕色或黄棕色。切面白色或灰白色,具粉性,形成层环棕色,近方形或近圆形,皮部散有多数棕色油点。气芳香,味辛、微苦。

【功能与主治】 解表散寒,祛风止痛,宣通鼻窍,燥湿止带,消肿排脓。用于感冒头痛,眉棱骨痛,鼻塞流涕,鼻鼽,鼻渊,牙痛,带下,疮疡肿痛。

【注意事项】 置阴凉干燥处,防蛀。

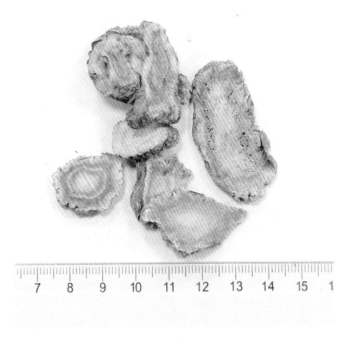

白芷

细辛

【来源】 本品为马兜铃科植物北细辛、汉城细辛或华细辛的干燥根和根茎。前二种习称"辽细辛"。夏季果熟期或初秋采挖,除去泥沙,阴干。

【饮片性状】 本品呈不规则的段。根茎呈不规则圆形,外表皮灰棕色,有时可见环形的节。根细,表面灰黄色,平滑或具纵皱纹。切面黄白色或白色。气辛香,味辛辣、麻舌。

【功能与主治】 解表散寒,祛风止痛,通窍,温肺化饮。用于风寒感冒,头痛,牙痛,鼻塞流涕,鼻衄,鼻渊,风湿痹痛,痰饮喘咳。

【注意事项】 不宜与藜芦同用。

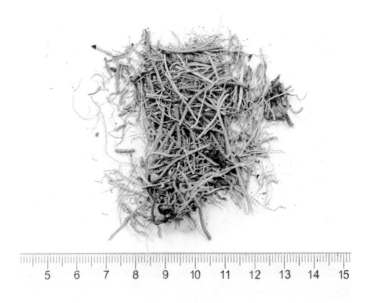

细辛

苍耳子

【来源】　本品为菊科植物苍耳的干燥成熟带总苞的果实。秋季果实成熟时采收,干燥,除去梗、叶等杂质。

【饮片性状】　本品呈纺锤形或卵圆形,长 1～1.5 cm,直径 0.4～0.7 cm。表面黄棕色或黄绿色,全体有钩刺,顶端有 2 枚较粗的刺,分离或相连,基部有果梗痕。质硬而韧,横切面中央有纵隔膜,2 室,各有 1 枚瘦果。瘦果略呈纺锤形,一面较平坦,顶端具一突起的花柱基,果皮薄,灰黑色,具纵纹。种皮膜质,浅灰色,子叶 2,有油性。气微,味微苦。

【功能与主治】　散风寒,通鼻窍,祛风湿。用于风寒头痛,鼻塞流涕,鼻鼽,鼻渊,风疹瘙痒,湿痹拘挛。

【注意事项】　置干燥处。

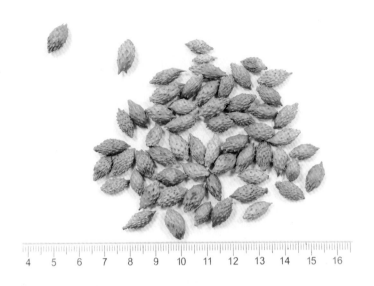

苍耳子

辛夷

【来源】 本品为木兰科植物望春花、玉兰或武当玉兰的干燥花蕾。冬末春初花未开放时采收,除去枝梗,阴干。

【饮片性状】

1.**望春花** 本品呈长卵形,似毛笔头,长 1.2～2.5 cm,直径 0.8～1.5 cm。基部常具短梗,长约 5 mm,梗上有类白色点状皮孔。苞片 2～3 层,每层 2 片,两层苞片间有小鳞芽,苞片外表面密被灰白色或灰绿色茸毛,内表面类棕色,无毛。花被片 9,棕色,外轮花被片 3,条形,约为内两轮长的 1/4,呈萼片状,内两轮花被片 6,每轮 3,轮状排列。雄蕊和雌蕊多数,螺旋状排列。体轻,质脆。气芳香,味辛凉而稍苦。

2.**玉兰** 本品长 1.5～3 cm,直径 1～1.5 cm。基部枝梗较粗壮,皮孔浅棕色。苞片外表面密被灰白色或灰绿色茸毛。花被片 9,内外轮同型。

3.**武当玉兰** 本品长 2～4 cm,直径 1～2 cm。基部枝梗粗壮,皮孔红棕色。苞片外表面密被淡黄色或淡黄绿色茸毛,有的最外层苞片茸毛已脱落而呈黑褐色。花被片 10～12,内外轮无显著差异。

【功能与主治】 散风寒,通鼻窍。用于风寒头痛,鼻塞流涕,鼻鼽,鼻渊。

【注意事项】　置阴凉干燥处。

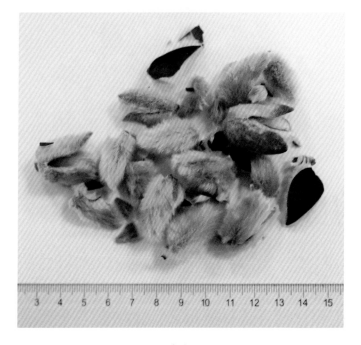

辛夷

薄荷

【来源】　本品为唇形科植物薄荷的干燥地上部分。夏、秋二季茎叶茂盛或花开至三轮时,选晴天,分次采割,晒干或阴干。

【饮片性状】　本品呈不规则的段。茎方柱形,表面紫棕色或淡绿色,具纵棱线,棱角处具茸毛。切面白色,中空。叶多破碎,上表面深绿色,下表面灰绿色,稀被茸毛。轮伞花序腋生,花萼钟状,先端5齿裂,花冠淡紫色。揉搓后有特殊清凉香气,味辛凉。

【功能与主治】　疏散风热,清利头目,利咽,透疹,疏肝行气。用于风热感冒,风温初起,头痛,目赤,喉痹,口疮,风疹,麻疹,胸胁胀闷。

【注意事项】　置阴凉干燥处。

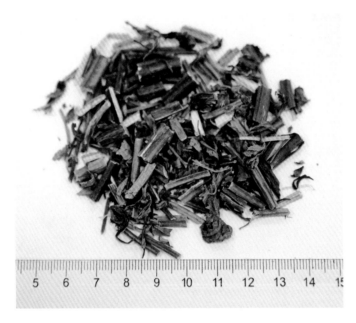

薄荷

牛蒡子

【来源】 本品为菊科植物牛蒡的干燥成熟果实。秋季果实成熟时采收果序,晒干,打下果实,除去杂质,再晒干。

【饮片性状】 本品呈长倒卵形,略扁,微弯曲,长5～7 mm,宽2～3 mm。表面灰褐色,带紫黑色斑点,有数条纵棱,通常中间1～2条较明显。顶端钝圆,稍宽,顶面有圆环,中间具点状花柱残迹;基部略窄,着生面色较淡。果皮较硬,子叶2,淡黄白色,富油性。气微,味苦后微辛而稍麻舌。

【功能与主治】 疏散风热,宣肺透疹,解毒利咽。用于风热感冒,咳嗽痰多,麻疹,风疹,咽喉肿痛,痄腮,丹毒,痈肿疮毒。

【注意事项】 置通风干燥处。

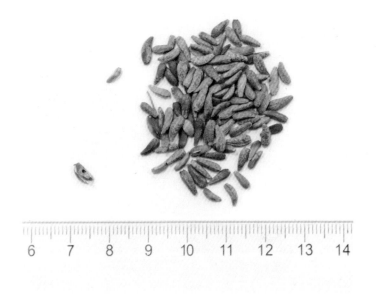

牛蒡子

蝉蜕

【来源】 本品为蝉科昆虫黑蚱的若虫羽化时脱落的皮壳。夏、秋二季收集,除去泥沙,晒干。

【饮片性状】 本品略呈椭圆形而弯曲,长约 3.5 cm,宽约 2 cm。表面黄棕色,半透明,有光泽。头部有丝状触角 1 对,多已断落,复眼突出。额部先端突出,口吻发达,上唇宽短,下唇伸长成管状。胸部背面呈十字形裂开,裂口向内卷曲,脊背两旁具小翅 2 对;腹面有足 3 对,被黄棕色细毛。腹部钝圆,共 9 节。体轻,中空,易碎。气微,味淡。

【功能与主治】 疏散风热,利咽,透疹,明目退翳,解痉。用于风热感冒,咽痛音哑,麻疹不透,风疹瘙痒,目赤翳障,惊风抽搐,破伤风。

【注意事项】 置干燥处,防压。

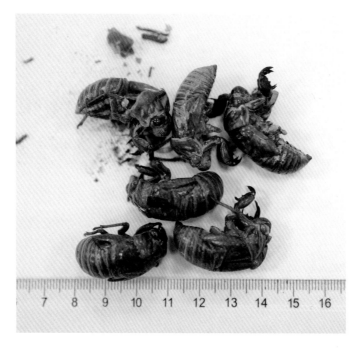

蝉蜕

桑叶

【来源】 本品为桑科植物桑的干燥叶。初霜后采收,除去杂质,晒干。

【饮片性状】 本品为不规则的破碎叶片。叶片边缘可见锯齿或钝锯齿,有的有不规则分裂。上表面黄绿色或浅黄棕色;下表面颜色稍浅,叶脉突出,小脉网状,脉上被疏毛,脉基具簇毛。质脆。气微,味淡、微苦涩。

【功能与主治】 疏散风热,清肺润燥,清肝明目。用于风热感冒,肺热燥咳,头晕头痛,目赤昏花。

【注意事项】 置干燥处。

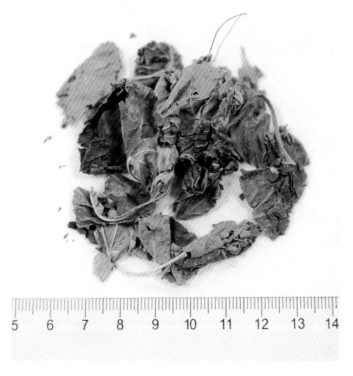

桑叶

菊花

【来源】　本品为菊科植物菊的干燥头状花序。9～11月花盛开时分批采收,阴干或焙干,或熏、蒸后晒干。药材按产地和加工方法不同,分为"亳菊""滁菊""贡菊""杭菊""怀菊"。

【饮片性状】

1.**亳菊**　本品呈倒圆锥形或圆筒形,有时稍压扁呈扇形,直径1.5～3 cm,离散。总苞碟状,总苞片3～4层,卵形或椭圆形,草质,黄绿色或褐绿色,外面被柔毛,边缘膜质。花托半球形,无托片或托毛。舌状花数层,雌性,位于外围,类白色,茎直,上举,纵向折缩,散生金黄色腺点;管状花多数,两性,位于中央,为舌状花所隐藏,黄色,顶端5齿裂。瘦果不发育,无冠毛。体轻,质柔润,干时松脆。气清香,味甘、微苦。

2.**滁菊**　本品呈不规则球形或扁球形,直径1.5～2.5 cm。舌状花类白色,不规则扭曲,内卷,边缘皱缩,有时可见淡褐色腺点;管状花大多隐藏。

3.**贡菊**　本品呈扁球形或不规则球形,直径 1.5～2.5 cm。舌状花白色或类白色,斜升,上部反折,边缘稍内卷而皱缩,通常无腺点;管状花少,外露。

4.**杭菊**　本品呈碟形或扁球形,直径 2.5～4 cm,常数个相连成片。舌状花类白色或黄色,平展或微折叠,彼此粘连,通常无腺点;管状花多数,外露。

5.**怀菊**　本品呈不规则球形或扁球形,直径 1.5～2.5 cm。多数为舌状花,舌状花类白色或黄色,不规则扭曲,内卷,边缘皱缩,有时可见腺点;管状花大多隐藏。

【功能与主治】　散风清热,平肝明目,清热解毒。用于风热感冒,头痛眩晕,目赤肿痛,眼目昏花,疮痈肿毒。

【注意事项】　置阴凉干燥处,密闭保存,防霉,防蛀。

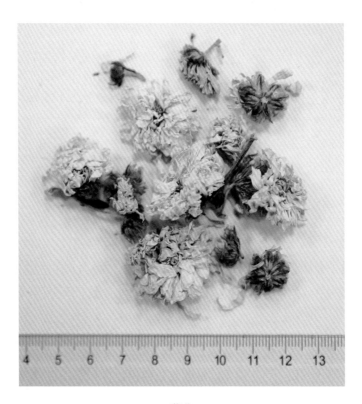

菊花

蔓荆子

【来源】　本品为马鞭草科植物单叶蔓荆或蔓荆的干燥成熟果实。秋季果实成熟时采收,除去杂质,晒干。

【饮片性状】　本品呈球形,直径 4～6 mm。表面灰黑色或黑褐色,被灰白色粉霜状茸毛,有纵向浅沟 4 条,顶端微凹,基部有灰白色宿萼及短果梗。萼长为果实的 1/3～2/3,5 齿裂,其中 2 裂较深,密被茸毛。体轻,质坚韧,不易破碎。横切面可见 4 室,每室有种子 1 枚。气特异而芳香,味淡、微辛。

【功能与主治】　疏散风热,清利头目。用于风热感冒头痛,齿龈肿痛,目赤多泪,目暗不明,头晕目眩。

【注意事项】　置阴凉干燥处。

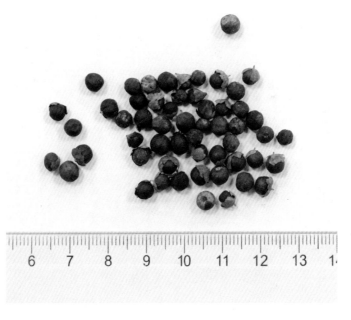

蔓荆子

柴 胡

【来源】 本品为伞形科植物柴胡或狭叶柴胡的干燥根。按性状不同,分别习称"北柴胡"和"南柴胡"。春、秋二季采挖,除去茎叶和泥沙,干燥。

【饮片性状】

1.**北柴胡** 本品呈不规则厚片。外表皮黑褐色或浅棕色,具纵皱纹和支根痕。切面淡黄白色,纤维性。质硬。气微香,味微苦。

2.**南柴胡** 本品呈类圆形或不规则片。外表皮红棕色或黑褐色。有时可见根头处具细密环纹或有细毛状枯叶纤维。切面黄白色,平坦。具败油气。

【功能与主治】 疏散退热,疏肝解郁,升举阳气。用于感冒发热,寒热往来,胸胁胀痛,月经不调,子宫脱垂,脱肛。

【注意事项】 大叶柴胡的干燥根茎,表面密生环节,有毒,不可当柴胡用。

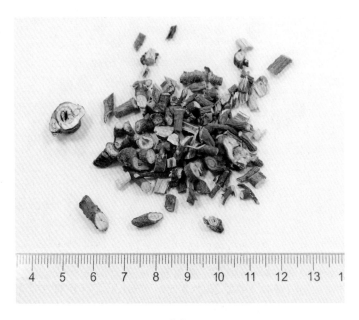

柴胡

升麻

【来源】　本品为毛茛科植物大三叶升麻、兴安升麻或升麻的干燥根茎。秋季采挖,除去泥沙,晒至须根干时,燎去或除去须根,晒干。

【饮片性状】　本品为不规则的厚片,厚 2～4 mm。外表面黑褐色或棕褐色,粗糙不平,有的可见须根痕或坚硬的细须根残留。切面黄绿色或淡黄白色,具有网状或放射状纹理。体轻,质硬,纤维性。气微,味微苦而涩。

【功能与主治】　发表透疹,清热解毒,升举阳气。用于风热头痛,齿痛,口疮,咽喉肿痛,麻疹不透,阳毒发斑,脱肛,子宫脱垂。

【注意事项】　置通风干燥处。

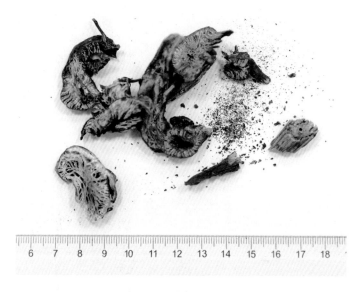

升麻

葛根

【来源】　本品为豆科植物野葛的干燥根,习称"野葛"。秋、冬二季采挖,趁鲜切成厚片或小块,干燥。

【饮片性状】　本品呈不规则的厚片、粗丝或边长为 0.5～1.2 cm 的方块。

切面浅黄棕色至棕黄色。质韧,纤维性强。气微,味微甜。

【**功能与主治**】 解肌退热,生津止渴,透疹,升阳止泻,通经活络,解酒毒。用于外感发热头痛,项背强痛,口渴,消渴,麻疹不透,热痢,泄泻,眩晕头痛,中风偏瘫,胸痹心痛,酒毒伤中。

【**注意事项**】 置通风干燥处,防蛀。

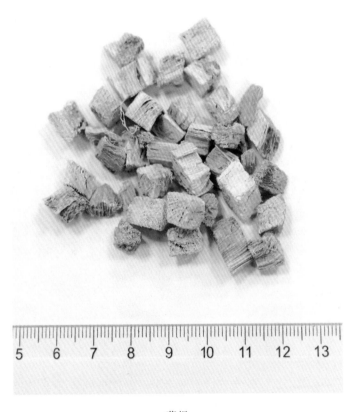

葛根

淡豆豉

【**来源**】 本品为豆科植物大豆的干燥成熟种子的发酵加工品。

【**饮片性状**】 本品呈椭圆形,略扁,长 0.6～1 cm,直径 0.5～0.7 cm。表面黑色,皱缩不平,一侧有长椭圆形种脐。质稍柔软或脆,断面棕黑色。气香,味微甘。

【功能与主治】　解表,除烦,宣发郁热。用于感冒,寒热头痛,烦躁胸闷,虚烦不眠。

【注意事项】　置通风干燥处,防蛀。

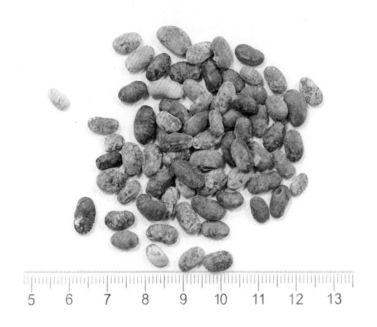

淡豆豉

浮萍

【来源】　本品为浮萍科植物紫萍的干燥全草。6～9 月采收,洗净,除去杂质,晒干。

【饮片性状】　本品为扁平叶状体,呈卵形或卵圆形,长径 2～5 mm。上表面淡绿色至灰绿色,偏侧有一小凹陷,边缘整齐或微卷曲。下表面紫绿色至紫棕色,着生数条须根。体轻,手捻易碎。气微,味淡。

【功能与主治】　宣散风热,透疹,利尿。用于麻疹不透,风疹瘙痒,水肿尿少。

【注意事项】　置通风干燥处,防潮。

23

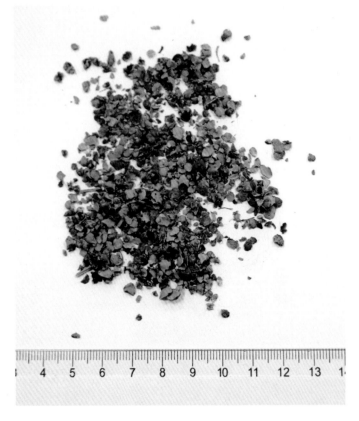

浮萍

木贼

【来源】 本品为木贼科植物木贼的干燥地上部分。夏、秋二季采割,除去杂质,晒干或阴干。

【饮片性状】 本品呈管状的段。表面灰绿色或黄绿色,有18～30条纵棱,棱上有多数细小光亮的疣状突起;节明显,节上着生筒状鳞叶,叶鞘基部和鞘齿黑棕色,中部淡棕黄色。切面中空,周边有多数圆形的小空腔。气微,味甘淡、微涩,嚼之有沙粒感。

【功能与主治】 疏散风热,明目退翳。用于风热目赤,迎风流泪,目生云翳。

【注意事项】 置干燥处。

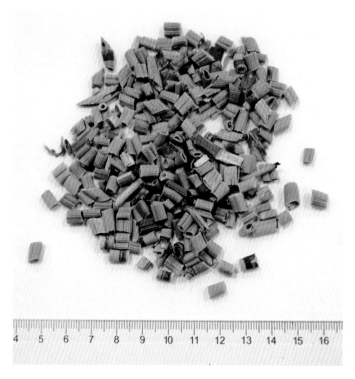

木贼

谷精草

【来源】　本品为谷精草科植物谷精草的干燥带花茎的头状花序。秋季采收,将花序连同花茎拔出,晒干。

【饮片性状】　本品头状花序呈半球形,直径 4~5 mm。底部有苞片层层紧密排列,苞片淡黄绿色,有光泽,上部边缘密生白色短毛;花序顶部灰白色。揉碎花序,可见多数黑色花药和细小黄绿色未成熟的果实。花茎纤细,长短不一,直径不及 1 mm,淡黄绿色,有数条扭曲的棱线。质柔软。气微,味淡。

【功能与主治】　疏散风热,明目退翳。用于风热目赤,肿痛羞明,眼生翳膜,风热头痛。

【注意事项】　置通风干燥处。

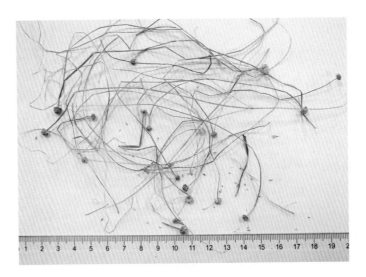

谷精草

第二章　清热药

石膏

【来源】　本品为硫酸盐类矿物石膏族石膏,主要成分为含水硫酸钙,采挖后,除去杂石及泥沙。

【饮片性状】　本品为纤维状的集合体,呈长块状、板块状或不规则块状。白色、灰白色或淡黄色,有的半透明。体重,质软,纵断面具绢丝样光泽。气微,味淡。

【功能与主治】　清热泻火,除烦止渴。用于外感热病,高热烦渴,肺热喘咳,胃火亢盛,头痛,牙痛。

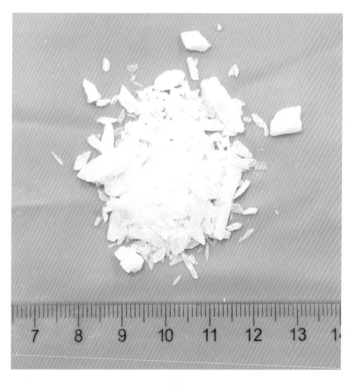

石膏

知母

【来源】 本品为百合科植物知母的干燥根茎。春、秋二季采挖,除去须根和泥沙,晒干,习称"毛知母";或除去外皮,晒干。

【饮片性状】

1.**知母** 本品呈不规则类圆形的厚片。外表皮黄棕色或棕色,可见少量残存的黄棕色叶基纤维和凹陷或突起的点状根痕。切面黄白色至黄色。气微,味微甜、略苦,嚼之带黏性。

2.**盐知母** 形如知母片,色黄或微带焦斑,味微咸。

【功能与主治】 清热泻火,滋阴润燥。用于外感热病,高热烦渴,肺热燥咳,骨蒸潮热,内热消渴,肠燥便秘。

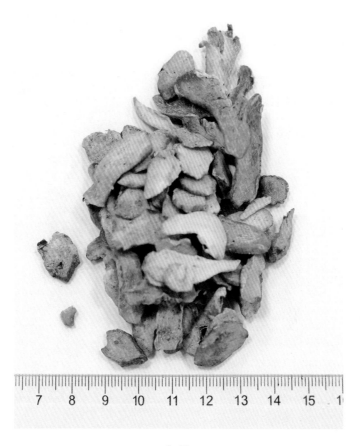

知母

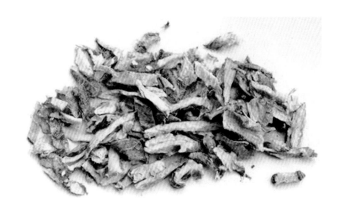

盐知母

芦根

【来源】　本品为禾本科植物芦苇的新鲜或干燥根茎。全年均可采挖,除去芽、须根及膜状叶,鲜用或晒干。

【饮片性状】　本品呈扁圆柱形段。表面黄白色,节间有纵皱纹。切面中空,有小孔排列成环。气微,味甘。

【功能与主治】　清热泻火,生津止渴,除烦,止呕,利尿。用于热病烦渴,肺热咳嗽,肺痈吐脓,胃热呕哕,热淋涩痛。

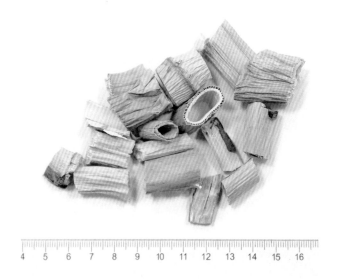

芦根

天花粉

【来源】 本品为葫芦科植物栝楼或双边栝楼的干燥根。秋、冬二季采挖，洗净，除去外皮，切段或纵剖成瓣，干燥。

【饮片性状】 本品呈类圆形、半圆形或不规则形的厚片。外表皮黄白色或淡棕黄色。切面可见黄色木质部小孔，略呈放射状排列。气微，味微苦。

【功能与主治】 清热泻火，生津止渴，消肿排脓。用于热病烦渴，肺热燥咳，内热消渴，疮疡肿毒。

【注意事项】 孕妇慎用；不宜与川乌、制川乌、草乌、制草乌、附子同用。

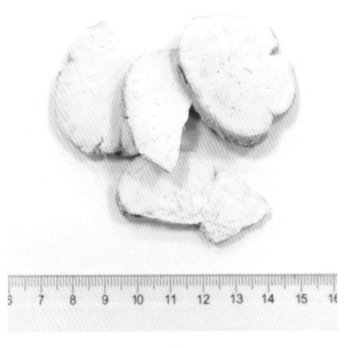

天花粉

淡竹叶

【来源】　本品为禾本科植物淡竹叶的干燥茎叶。夏季未抽花穗前采割，晒干。

【饮片性状】　本品呈不规则的段、片，可见茎碎片、节和开裂的叶鞘。叶碎片浅绿色或黄绿色，有的皱缩卷曲；叶脉平行，具横行小脉，形成长方形的网格状，下表面尤为明显。体轻，质柔韧。气微，味淡。

【功能与主治】　清热泻火，除烦止渴，利尿通淋。用于热病烦渴，小便短赤涩痛，口舌生疮。

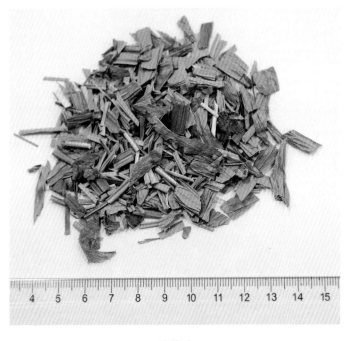

淡竹叶

栀子

【来源】　本品为茜草科植物栀子的干燥成熟果实。9～11月果实成熟呈红黄色时采收，除去果梗和杂质，蒸至上气或置沸水中略烫，取出，干燥。

31

【饮片性状】

1.**栀子** 本品呈不规则的碎块。果皮表面红黄色或棕红色,有的可见翅状纵横。种子多数,扁卵圆形,深红色或红黄色。气微,味微酸而苦。

2.**炒栀子** 形如栀子碎块,表面焦褐色或焦黑色。果皮内表面棕色,种子表面为黄棕色或棕褐色。气微,味微酸而苦。

【功能与主治】 泻火除烦,清热利湿,凉血解毒;外用消肿止痛。用于热病心烦,湿热黄疸,淋证涩痛,血热吐衄,目赤肿痛,火毒疮疡;外治扭挫伤痛。

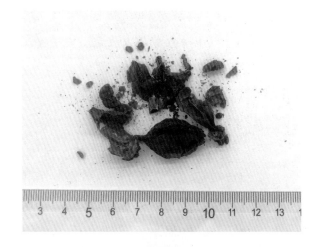

栀子

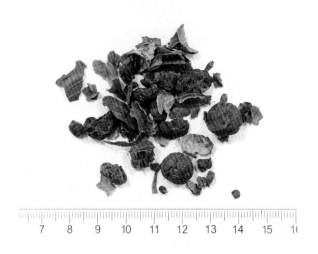

炒栀子

夏枯草

【来源】　本品为唇形科植物夏枯草的干燥果穗。夏季果穗呈棕红色时采收,除去杂质,晒干。

【饮片性状】　本品呈圆柱形,略扁,长 1.5～8 cm,直径 0.8～1.5 cm;淡棕色至棕红色。全穗由数轮至 10 数轮宿萼与苞片组成,每轮有对生苞片 2 片,呈扇形,先端尖尾状,脉纹明显,外表面有白毛。每一苞片内有花 3 朵,花冠多已脱落,宿萼二唇形,内有小坚果 4 枚,卵圆形,棕色,尖端有白色突起。体轻。气微,味淡。

【功能与主治】　清肝泻火,明目,散结消肿。用于目赤肿痛,目珠夜痛,头痛眩晕,瘰疬,瘿瘤,乳痈,乳癖,乳房胀痛。

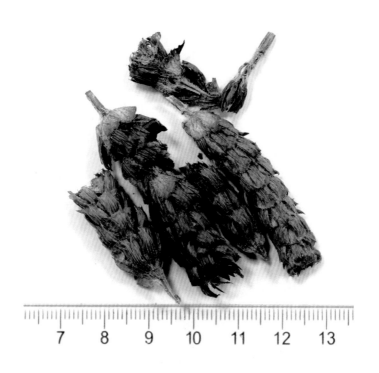

夏枯草

决明子

【来源】 本品为豆科植物钝叶决明或决明(小决明)的干燥成熟种子。秋季采收成熟果实,晒干,打下种子,除去杂质。

【饮片性状】

1.决明 本品略呈菱方形或短圆柱形,两端平行倾斜,长 3～7 mm,宽 2～4 mm。表面绿棕色或暗棕色,平滑有光泽。一端较平坦,另端斜尖;背腹面各有一条突起的棱线,棱线两侧各有一条斜向对称而色较浅的线形凹纹。质坚硬,不易破碎。种皮薄,子叶 2,黄色,呈"S"形折曲并重叠。气微,味微苦。

2.小决明 本品呈短圆柱形,较小,长 3～5 mm,宽 2～3 mm。表面棱线两侧各有一片宽广的浅黄棕色带。

3.炒决明子 本品形如决明子,微鼓起,表面绿褐色或暗棕色,偶见焦斑,微有香气。

【功能与主治】 清热明目,润肠通便。用于目赤涩痛,羞明多泪,头痛眩晕,目暗不明,大便秘结。

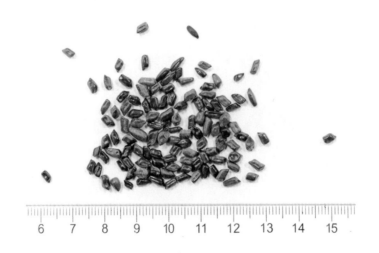

炒决明子

青葙子

【来源】　本品为苋科植物青葙的干燥成熟种子。秋季果实成熟时采割植株或摘取果穗,晒干,收集种子,除去杂质。

【饮片性状】　本品呈扁圆形,少数呈圆肾形,直径 1~1.5 mm。表面黑色或红黑色,光亮,中间微隆起,侧边微凹处有种脐。种皮薄而脆。气微,味淡。

【功能与主治】　清肝泻火,明目退翳。用于肝热目赤,目生翳膜,视物昏花,肝火眩晕。

【注意事项】　本品有扩散瞳孔作用,青光眼患者禁用。

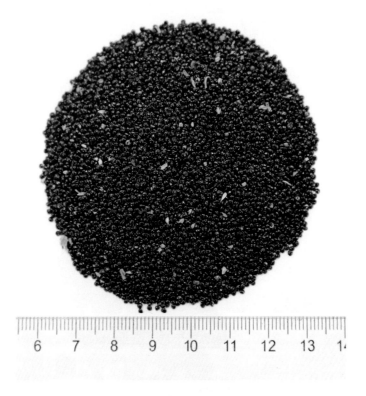

青葙子

黄芩

【来源】 本品为唇形科植物黄芩的干燥根。春、秋二季采挖,除去须根和泥沙,晒后撞去粗皮,晒干。

【饮片性状】 本品为类圆形或不规则形薄片。外表皮黄棕色或棕褐色。切面黄棕色或黄绿色,具放射状纹理。

【功能与主治】 清热燥湿,泻火解毒,止血,安胎。用于湿温、暑湿,胸闷呕恶,湿热痞满,泻痢,黄疸,肺热咳嗽,高热烦渴,血热吐衄,痈肿疮毒,胎动不安。

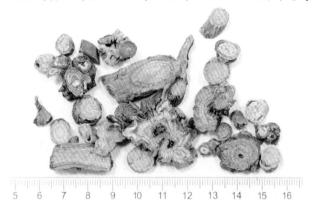

黄芩

黄芩炭

黄连

【来源】　本品为毛茛科植物黄连、三角叶黄连或云连的干燥根茎,以上三种分别习称"味连""雅连""云连"。秋季采挖,除去须根和泥沙,干燥,撞去残留须根。

【饮片性状】

1.**黄连片**　本品呈不规则的薄片。外表皮灰黄色或黄褐色,粗糙,有细小的须根。切面或碎断面鲜黄色或红黄色,具放射状纹理。气微,味极苦。

2.**酒黄连**　本品形如黄连片,色泽加深。略有酒香气。

3.**姜黄连**　本品形如黄连片,表面棕黄色。有姜的辛辣味。

4.**萸黄连**　本品形如黄连片,表面棕黄色。有吴茱萸的辛辣香气。

【功能与主治】　清热燥湿,泻火解毒。用于湿热痞满,呕吐吞酸,泻痢,黄疸,高热神昏,心火亢盛,心烦不寐,心悸不宁,血热吐衄,目赤,牙痛,消渴,痈肿疔疮;外治湿疹,湿疮,耳道流脓。酒黄连善清上焦火热,用于目赤、口疮。姜黄连清胃和胃止呕,用于寒热互结,湿热中阻,痞满呕吐。萸黄连舒肝和胃止呕,用于肝胃不和,呕吐吞酸。

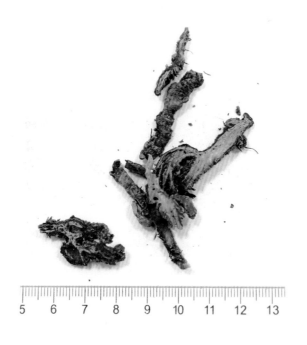

黄连

黄柏

【来源】 本品为芸香科植物黄皮树的干燥树皮。习称"川黄柏"。剥取树皮后,除去粗皮,晒干。

【饮片性状】

1.**黄柏** 本品呈丝条状。外表面黄褐色或黄棕色。内表面暗黄色或淡棕色,具纵棱纹。切面纤维性,呈裂片状分层,深黄色。味极苦。

2.**盐黄柏** 本品形如黄柏丝,表面深黄色,偶有焦斑。味极苦、微咸。

3.**黄柏炭** 本品形如黄柏丝,表面焦黑色,内部深褐色或棕黑色。体轻,质脆,易折断。味苦涩。

【功能与主治】 清热燥湿,泻火除蒸,解毒疗疮。用于湿热泻痢,黄疸尿赤,带下阴痒,热淋涩痛,脚气痿躄,骨蒸劳热,盗汗,遗精,疮疡肿毒,湿疹湿疮。盐黄柏滋阴降火,用于阴虚火旺,盗汗骨蒸。

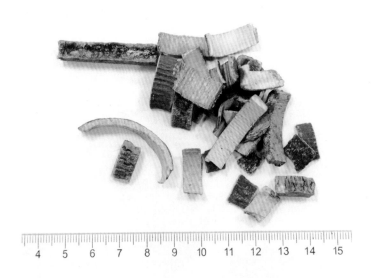

黄柏

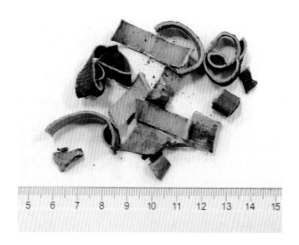

盐黄柏

秦　皮

【来源】　本品为木犀科植物苦枥白蜡树、白蜡树、尖叶白蜡树或宿柱白蜡树的干燥枝皮或干皮。春、秋二季剥取,晒干。

【饮片性状】　本品为长短不一的丝条状。外表面灰白色、灰棕色或黑棕色。内表面黄白色或棕色,平滑。切面纤维性。质硬。气微,味苦。

【功能与主治】　清热燥湿,收涩止痢,止带,明目。用于湿热泻痢,赤白带下,目赤肿痛,目生翳膜。

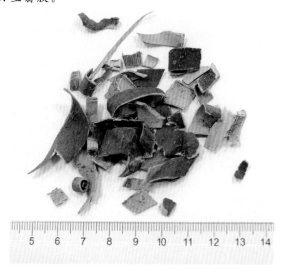

秦皮

苦参

【来源】 本品为豆科植物苦参的干燥根。春、秋二季采挖,除去根头和小须根,洗净,干燥;或趁鲜切片,干燥。

【饮片性状】 本品呈类圆形或不规则形的厚片。外表皮灰棕色或棕黄色,有时可见横长皮孔样突起,外皮薄,常破裂反卷或脱落,脱落处显黄色或棕黄色,光滑。切面黄白色,纤维性,具放射状纹理和裂隙,有的可见同心性环纹。气微,味极苦。

【功能与主治】 清热燥湿,杀虫,利尿。用于热痢,便血,黄疸尿闭,赤白带下,阴肿阴痒,湿疹,湿疮,皮肤瘙痒,疥癣麻风;外治滴虫性阴道炎。

【注意事项】 不宜与藜芦同用。

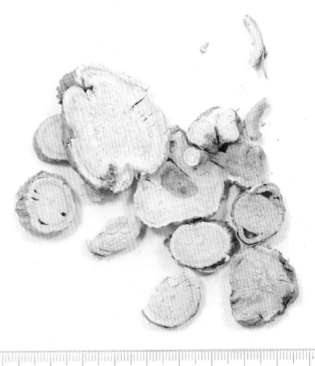

苦参

金银花

【来源】 本品为忍冬科植物忍冬的干燥花蕾或带初开的花。夏初花开放前采收,干燥。

【饮片性状】 本品呈棒状,上粗下细,略弯曲,长2~3 cm,上部直径约3 mm,下部直径约1.5 mm。表面黄白色或绿白色(贮久色渐深),密被短柔毛。偶见叶状苞片。花萼绿色,先端5裂,裂片有毛,长约2 mm。开放者花冠筒状,先端二唇形;雄蕊5,附于筒壁,黄色;雌蕊1,子房无毛。气清香,味淡、微苦。

【功能与主治】 清热解毒,疏散风热。用于痈肿疔疮,喉痹,丹毒,热毒血痢,风热感冒,温病发热。

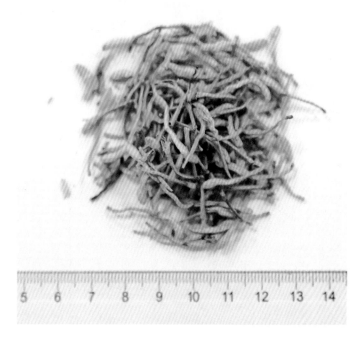

金银花

忍冬藤

【来源】 本品为忍冬科植物忍冬的干燥茎枝。秋、冬二季采割,晒干。

【饮片性状】 本品呈不规则的段。表面棕红色(嫩枝),有的灰绿色,光滑或被茸毛;外皮易脱落。切面黄白色,中空。偶有残叶,暗绿色,略有茸毛。气微,老枝味微苦,嫩枝味淡。

【功能与主治】 清热解毒,疏风通络。用于温病发热,热毒血痢,痈肿疮疡,风湿热痹,关节红肿热痛。

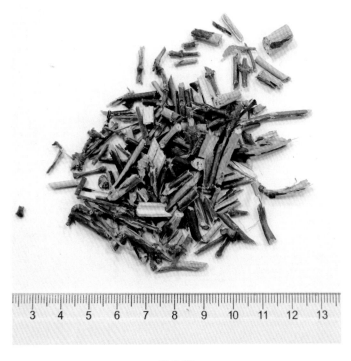

忍冬藤

连翘

【来源】 本品为木犀科植物连翘的干燥果实。秋季果实初熟尚带绿色时采收,除去杂质,蒸熟,晒干,习称"青翘";果实熟透时采收,晒干,除去杂质,习称"老翘"。

【饮片性状】　本品呈长卵形至卵形,稍扁,长 1.5～2.5 cm,直径 0.5～1.3 cm。表面有不规则的纵皱纹和多数突起的小斑点,两面各有一条明显的纵沟。顶端锐尖,基部有小果梗或已脱落。青翘多不开裂,表面绿褐色,突起的灰白色小斑点较少;质硬;种子多数,黄绿色,细长,一侧有翅。老翘自顶端开裂或裂成两瓣,表面黄棕色或红棕色,内表面多为浅黄棕色,平滑,具一纵隔;质脆;种子棕色,多已脱落。气微香,味苦。

【功能与主治】　清热解毒,消肿散结,疏散风热。用于痈疽,瘰疬,乳痈,丹毒,风热感冒,温病初起,温热入营,高热烦渴,神昏发斑,热淋涩痛。

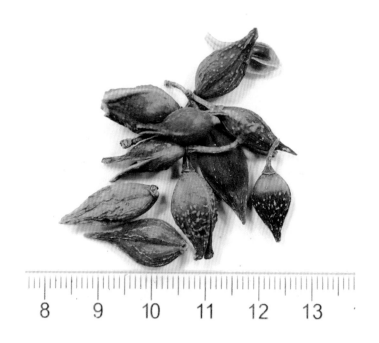

连翘(老翘)

穿心莲

【来源】 本品为爵床科植物穿心莲的干燥地上部分。秋初茎叶茂盛时采割,晒干。

【饮片性状】 本品呈不规则的段。茎方柱形,节稍膨大。切面不平坦,具类白色髓。叶片多皱缩或破碎,完整者展平后呈披针形或卵状披针形,先端渐尖,基部楔形下延,全缘或波状;上表面绿色,下表面灰绿色,两面光滑。气微,味极苦。

【功能与主治】 清热解毒,凉血,消肿。用于感冒发热,咽喉肿痛,口舌生疮,顿咳劳嗽,泄泻痢疾,热淋涩痛,痈肿疮疡,蛇虫咬伤。

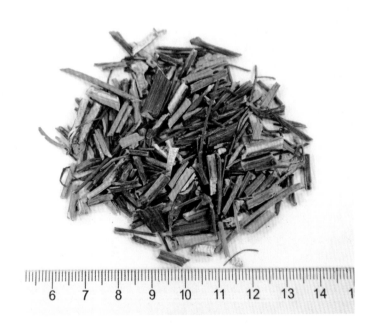

穿心莲

大青叶

【来源】 本品为十字花科植物菘蓝的干燥叶。夏、秋二季分2～3次采收,除去杂质,晒干。

【饮片性状】 本品为不规则的碎段。叶片暗灰绿色,叶上表面有的可见色较深、稍突起的小点;叶柄碎片淡棕黄色。质脆。气微,味微酸、苦、涩。

　　【功能与主治】　清热解毒,凉血消斑。用于温病高热,神昏,发斑发疹,痄腮,喉痹,丹毒,痈肿。

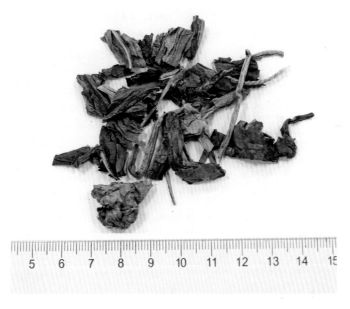

大青叶

板蓝根

　　【来源】　本品为十字花科植物菘蓝的干燥根。秋季采挖,除去泥沙,晒干。

　　【饮片性状】　本品呈圆形的厚片。外表皮淡灰黄色至淡棕黄色,有纵皱纹。切面皮部黄白色,木部黄色。气微,味微甜后苦涩。

　　【功能与主治】　清热解毒,凉血利咽。用于瘟疫时毒,发热咽痛,温毒发斑,痄腮,烂喉丹痧,大头瘟疫,丹毒,痈肿。

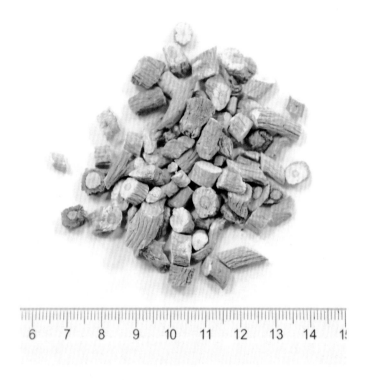

板蓝根

绵马贯众

【来源】 本品为鳞毛蕨科植物粗茎鳞毛蕨的干燥根茎和叶柄残基。秋季采挖,削去叶柄及须根,除去泥沙,晒干。

【饮片性状】

1.**绵马贯众** 本品呈不规则的厚片或碎块,根茎外表皮黄棕色至黑褐色,多被有叶柄残基,有的可见棕色鳞片。切面淡棕色至红棕色,有黄白色维管束小点,环状排列。气特异,味初淡而微涩,后渐苦、辛。

2.**绵马贯众炭** 本品为不规则的厚片或碎片。表面焦黑色,内部焦褐色。味涩。

【功能与主治】 清热解毒,驱虫。用于虫积腹痛,疮疡。

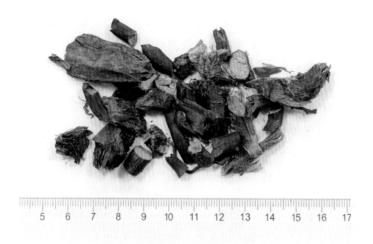

绵马贯众

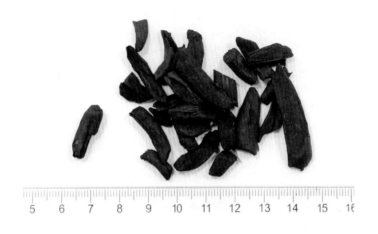

绵马贯众炭

蒲公英

【来源】　本品为菊科植物蒲公英、碱地蒲公英或同属数种植物的干燥全草。春至秋季花初开时采挖,除去杂质,洗净,晒干。

47

【饮片性状】 本品为不规则的段。根表面棕褐色,抽皱;根头部有棕褐色或黄白色的茸毛,有的已脱落。叶多皱缩破碎,绿褐色或暗灰绿色;完整者展平后呈倒披针形,先端尖或钝,边缘浅裂或羽状分裂,基部渐狭,下延呈柄状。头状花序,总苞片多层,花冠黄褐色或淡黄白色。有时可见具白色冠毛的长椭圆形瘦果。气微,味微苦。

【功能与主治】 清热解毒,消肿散结,利尿通淋。用于疔疮肿毒,乳痈,瘰疬,目赤,咽痛,肺痈,肠痈,湿热黄疸,热淋涩痛。

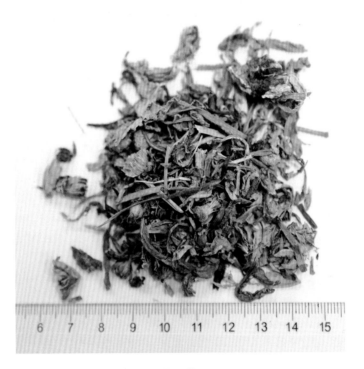

蒲公英

野菊花

【来源】 本品为菊科植物野菊的干燥头状花序。秋、冬二季花初开放时采摘,晒干,或蒸后晒干。

【饮片性状】 本品呈类球形,直径 0.3~1 cm,棕黄色。总苞由 4~5 层苞片组成,外层苞片卵形或条形,外表面中部灰绿色或浅棕色,通常被白毛,边缘膜质;内层苞片长椭圆形,膜质,外表面无毛。总苞基部有的残留总花梗。舌状花1轮,黄色至棕黄色,皱缩卷曲;管状花多数,深黄色。体轻。气芳香,味苦。

【功能与主治】　清热解毒,泻火平肝。用于疔疮痈肿,目赤肿痛,头痛眩晕。

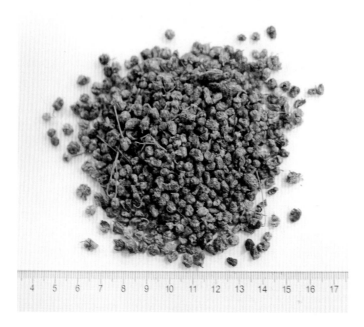

野菊花

重楼

【来源】　本品为百合科植物云南重楼或七叶一枝花的干燥根茎。秋季采挖,除去须根,洗净,晒干。

【饮片性状】　本品呈近圆形、椭圆形或不规则片状。表面白色、黄白色或浅棕色,周边表皮黄棕色或棕褐色,粉性或角质。气微,味微苦、麻。

【功能与主治】　清热解毒,消肿止痛,凉肝定惊。用于疔疮痈肿,咽喉肿痛,蛇虫咬伤,跌扑伤痛,惊风抽搐。

【注意事项】　置阴凉干燥处,防蛀。

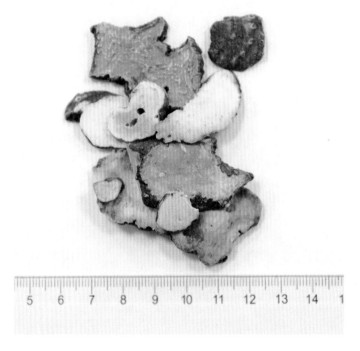

重楼

拳参

【来源】 本品为蓼科植物拳参的干燥根茎。春初发芽时或秋季茎叶将枯萎时采挖,除去泥沙,晒干,去须根。

【饮片性状】 本品呈类圆形或近肾形的薄片。外表皮紫褐色或紫黑色。切面棕红色或浅棕红色,平坦,近边缘有一圈黄白色小点(维管束)。气微,味苦、涩。

【功能与主治】 清热解毒,消肿,止血。用于赤痢热泻,肺热咳嗽,痈肿瘰疬,口舌生疮,血热吐衄,痔疮出血,蛇虫咬伤。

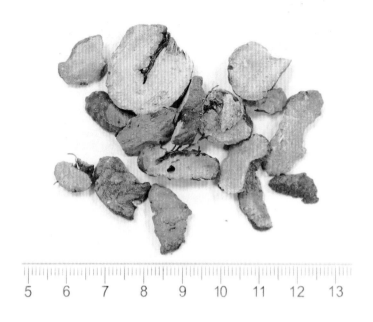

拳参

漏芦

　　【来源】 本品为菊科植物祁州漏芦的干燥根。春、秋二季采挖,除去须根和泥沙,晒干。

　　【性状】 本品呈类圆形或不规则的厚片。外表皮暗棕色至黑褐色,粗糙,有网状裂纹。切面黄白色至灰黄色,有放射状裂隙。气特异,味微苦。

　　【功能与主治】 清热解毒,消痈,下乳,舒筋通脉。用于乳痈肿痛,痈疽发背,瘰疬疮毒,乳汁不通,湿痹拘挛。

　　【注意事项】 孕妇慎用。

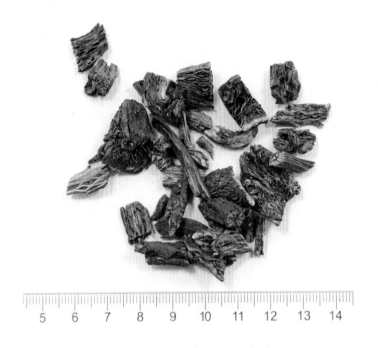

漏芦

鱼腥草

【来源】 本品为三白草科植物蕺菜的新鲜全草或干燥地上部分。鲜品全年均可采割;干品夏季茎叶茂盛花穗多时采割,除去杂质,晒干。

【饮片性状】 本品为不规则的段。茎呈扁圆柱形,表面淡红棕色至黄棕色,有纵棱。叶片多破碎,黄棕色至暗棕色。穗状花序黄棕色。搓碎具鱼腥气,味涩。

【功能与主治】 清热解毒,消痈排脓,利尿通淋。用于肺痈吐脓,痰热喘咳,热痢,热淋,痈肿疮毒。

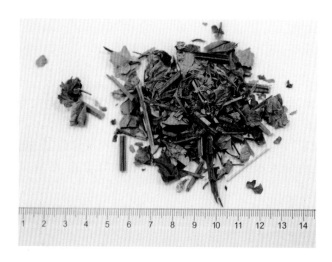

鱼腥草

金荞麦

【来源】　本品为蓼科植物金荞麦的干燥根茎。冬季采挖,除去茎和须根,洗净,晒干。

【饮片性状】　本品呈不规则的厚片。外表皮棕褐色,或有时脱落。切面淡黄白色或淡棕红色,有放射状纹理,有的可见髓部,颜色较深。气微,味微涩。

【功能与主治】　清热解毒,排脓祛瘀。用于肺痈吐脓,肺热喘咳,乳蛾肿痛。

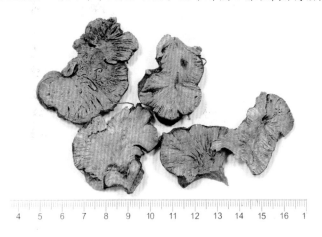

金荞麦

大血藤

【来源】 本品为木通科植物大血藤的干燥藤茎。秋、冬二季采收,除去侧枝,截段,干燥。

【饮片性状】 本品为类椭圆形的厚片。外表皮灰棕色,粗糙。切面皮部红棕色,有数处向内嵌入木部,木部黄白色,有多数导管孔,射线呈放射状排列。气微,味微涩。

【功能与主治】 清热解毒,活血,祛风止痛。用于肠痈腹痛,热毒疮疡,经闭,痛经,跌扑肿痛,风湿痹痛。

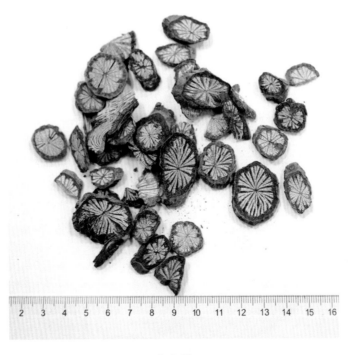

大血藤

败酱草

【来源】 本品为败酱科植物黄花败酱、白花败酱的干燥全草。全国大部分地区均产。夏、秋二季采收,全株拔起,除去泥沙,洗净,阴干或晒干。本品气特异,味微苦。以叶多色绿、气浓者为佳。切段,生用。

【饮片性状】 本品为不规则的小段,根茎、茎、叶混合。根茎有节,上有须状细根。茎圆形,外表黄棕色或黄绿色,有纵向纹理,被有粗毛。质脆易折断,切面中空,白色。叶多皱缩,破碎,褐绿色。臭特异,味微苦。

【功能与主治】 清热解毒,消痈排脓,祛瘀止痛。用于肺痈,肠痈,痈肿疮毒,产后瘀阻腹痛。

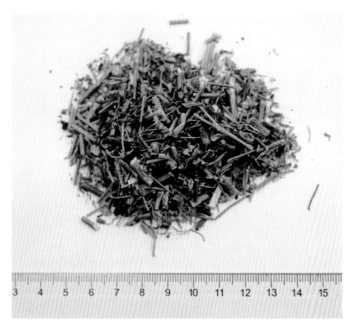

败酱草

射干

【来源】 本品为鸢尾科植物射干的干燥根茎。春初刚发芽或秋末茎叶枯萎时采挖,除去须根和泥沙,干燥。

【饮片性状】 本品呈不规则形或长条形的薄片。外表皮黄褐色、棕褐色或黑褐色,皱缩,可见残留的须根和须根痕,有的可见环纹。切面淡黄色或鲜黄色,具散在筋脉小点或筋脉纹,有的可见环纹。气微,味苦、微辛。

【功能与主治】 清热解毒,消痰,利咽。用于热毒痰火郁结,咽喉肿痛,痰涎壅盛,咳嗽气喘。

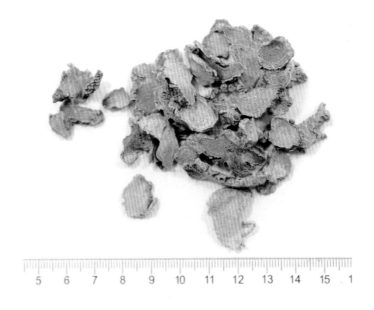

射干

西青果

【来源】 本品为使君子科植物诃子的干燥幼果。

【饮片性状】 本品呈长卵形,略扁,长 1.5～3 cm,直径 0.5～1.2 cm。表面黑褐色,具有明显的纵皱纹,一端较大,另一端略小,钝尖,下部有果梗痕。质坚硬。断面褐色,有胶质样光泽。果核不明显,常有空心,小者黑褐色,无空心。气微,味苦、涩、微甘。

【功能与主治】　清热生津,解毒。用于阴虚白喉。

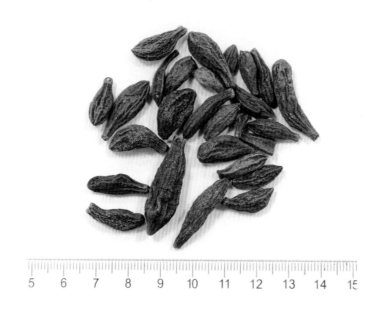

西青果

木蝴蝶

【来源】　本品为紫葳科植物木蝴蝶的干燥成熟种子。秋、冬二季采收成熟果实,暴晒至果实开裂,取出种子,晒干。

【饮片性状】　本品为蝶形薄片,除基部外三面延长成宽大菲薄的翅,长5～8 cm,宽3.5～4.5 cm。表面浅黄白色,翅半透明,有绢丝样光泽,上有放射状纹理,边缘多破裂。体轻,剥去种皮,可见一层薄膜状的胚乳紧裹于子叶之外。子叶2,蝶形,黄绿色或黄色,长径1～1.5 cm。气微,味微苦。

【功能与主治】　清肺利咽,疏肝和胃。用于肺热咳嗽,喉痹,音哑,肝胃气痛。

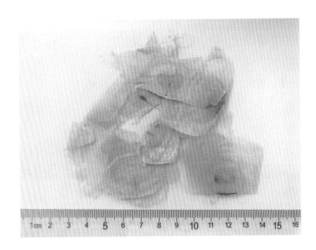

木蝴蝶

白头翁

【来源】　本品为毛茛科植物白头翁的干燥根。春、秋二季采挖,除去泥沙,干燥。

【饮片性状】　本品呈类圆形的片。外表皮黄棕色或棕褐色,具不规则纵皱纹或纵沟,近根头部有白色绒毛。切面皮部黄白色或淡黄棕色,木部淡黄色。气微,味微苦涩。

【功能与主治】　清热解毒,凉血止痢。用于热毒血痢,阴痒带下。

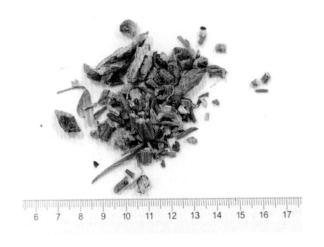

白头翁

马齿苋

【来源】　本品为马齿苋科植物马齿苋的干燥地上部分。夏、秋二季采收，除去残根和杂质，洗净，略蒸或烫后晒干。

【饮片性状】　本品为不规则的段。茎圆柱形，表面黄褐色，有明显的纵沟纹。叶多破碎，完整者展平后呈倒卵形，先端钝平或微缺，全缘。蒴果圆锥形，内含多数细小种子。气微，味微酸。

【功能与主治】　清热解毒，凉血止血，止痢。用于热毒血痢，痈肿疔疮，湿疹，丹毒，蛇虫咬伤，便血，痔血，崩漏下血。

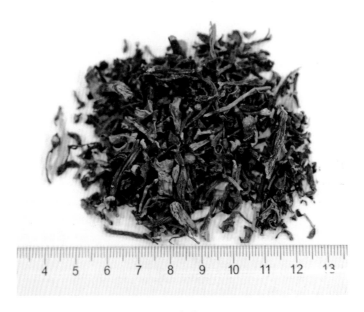

马齿苋

鸦胆子

【来源】　本品为苦木科植物鸦胆子的干燥成熟果实。秋季果实成熟时采收，除去杂质，晒干。

【饮片性状】　本品呈卵形，长 6～10 mm，直径 4～7 mm。表面黑色或棕色,有隆起的网状皱纹,网眼呈不规则的多角形,两侧有明显的棱线,顶端渐尖,基部有凹陷的果梗痕。果壳质硬而脆,种子卵形,长5～6 mm,直径3～5 mm,表面类白色或黄白色,具网纹;种皮薄,子叶乳白色,富油性。气微,味极苦。

【功能与主治】 清热解毒,截疟,止痢;外用腐蚀赘疣。用于痢疾,疟疾;外治赘疣,鸡眼。

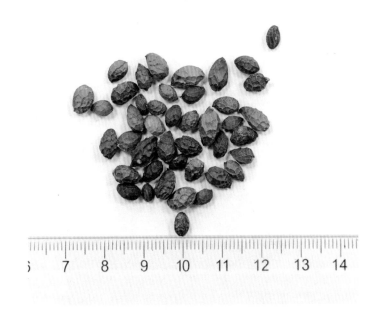

鸦胆子

赤小豆

【来源】 本品为豆科植物赤小豆或赤豆的干燥成熟种子。秋季果实成熟而未开裂时拔取全株,晒干,打下种子,除去杂质,再晒干。

【饮片性状】 本品呈长圆形而稍扁,长5～8 mm,直径3～5 mm。表面紫红色,无光泽或微有光泽;一侧有线形突起的种脐,偏向一端,白色,约为全长的2/3,中间凹陷成纵沟;另一侧有一条不明显的棱脊。质硬,不易破碎。子叶2,乳白色。气微,味微甘。

【功能与主治】 利水消肿,解毒排脓。用于水肿胀满,脚气水肿,黄疸尿赤,风湿热痹,痈肿疮毒,肠痈腹痛。

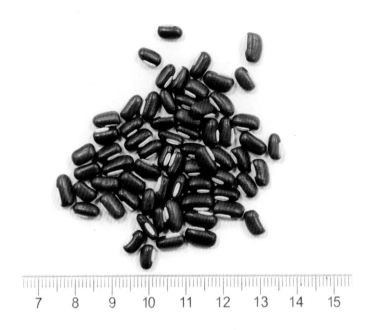

赤小豆

黑豆

【来源】　本品为豆科植物大豆的干燥成熟种子。秋季采收成熟果实,晒干,打下种子,除去杂质。

【饮片性状】　本品呈椭圆形或类球形,稍扁,长 6～12 mm,直径5～9 mm。表面黑色或灰黑色,光滑或有皱纹,具光泽,一侧有淡黄白色长椭圆形种脐。质坚硬。种皮薄而脆,子叶 2,肥厚,黄绿色或淡黄色。气微,味淡,嚼之有豆腥味。

【功能与主治】　益精明目,养血祛风,利水,解毒。用于阴虚烦渴,头晕目昏,体虚多汗,肾虚腰痛,水肿尿少,痹痛拘挛,手足麻木,药食中毒。

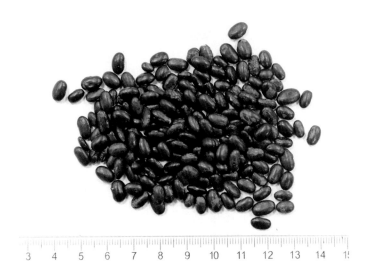

黑豆

生地黄

【来源】 本品为玄参科植物地黄的新鲜或干燥块根。秋季采挖，除去芦头、须根及泥沙，鲜用，或将地黄缓缓烘焙至约八成干。前者习称"鲜地黄"，后者习称"生地黄"。

【饮片性状】 本品呈类圆形或不规则的厚片。外表皮棕黑色或棕灰色，极皱缩，具不规则的横曲纹。切面棕黄色至黑色或乌黑色，有光泽，具黏性。气微，味微甜。

【功能与主治】 鲜地黄清热生津，凉血，止血。用于热病伤阴，舌绛烦渴，温毒发斑，吐血，衄血，咽喉肿痛。生地黄清热凉血，养阴生津。用于热入营血，温毒发斑，吐血衄血，热病伤阴，舌绛烦渴，津伤便秘，阴虚发热，骨蒸劳热，内热消渴。

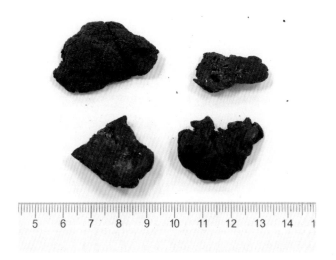

生地黄

玄参

【来源】　本品为玄参科植物玄参的干燥根。冬季茎叶枯萎时采挖，除去根茎、幼芽、须根及泥沙，晒或烘至半干，堆放3～6天，反复数次至干燥。

【饮片性状】　本品呈类圆形或椭圆形的薄片。外表皮灰黄色或灰褐色。切面黑色，微有光泽，有的具裂隙。气特异似焦糖，味甘、微苦。

【功能与主治】　清热凉血，滋阴降火，解毒散结。用于热入营血，温毒发斑，热病伤阴，舌绛烦渴，津伤便秘，骨蒸劳嗽，目赤，咽痛，白喉，瘰疬，痈肿疮毒。

【注意事项】　不宜与藜芦同用。

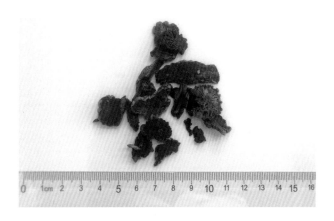

玄参

牡丹皮

【来源】 本品为毛茛科植物牡丹的干燥根皮。秋季采挖根部,除去细根和泥沙,剥取根皮,晒干;或刮去粗皮,除去木心,晒干。前者习称"连丹皮",后者习称"刮丹皮"。

【饮片性状】 本品呈圆形或卷曲形的薄片。连丹皮外表面灰褐色或黄褐色,栓皮脱落处粉红色;刮丹皮外表面红棕色或淡灰黄色。内表面有时可见发亮的结晶。切面淡粉红色,粉性。气芳香,味微苦而涩。

【功能与主治】 清热凉血,活血化瘀。用于热入营血,温毒发斑,吐血衄血,夜热早凉,无汗骨蒸,经闭痛经,跌扑伤痛,痈肿疮毒。

【注意】 孕妇慎用。

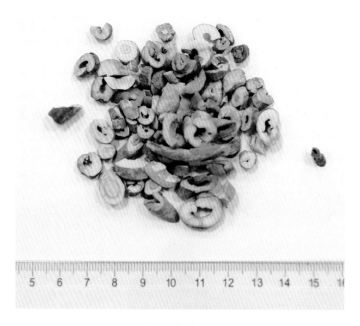

牡丹皮

赤芍

【来源】 本品为毛茛科植物芍药或川赤芍的干燥根。春、秋二季采挖,除去根茎、须根及泥沙,晒干。

【饮片性状】 本品为类圆形切片,外表皮棕褐色。切面粉白色或粉红色,皮部窄,木部放射状纹理明显,有的有裂隙。气微香,味微苦、酸涩。

【功能与主治】 清热凉血,散瘀止痛。用于热入营血,温毒发斑,吐血衄血,目赤肿痛,肝郁胁痛,经闭痛经,癥瘕腹痛,跌扑损伤,痈肿疮疡。

【注意事项】 不宜与藜芦同用。

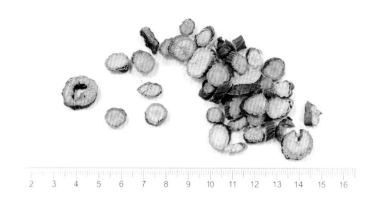

赤芍

紫草

【来源】 本品为紫草科植物新疆紫草或内蒙紫草的干燥根。春、秋二季采挖,除去泥沙,干燥。

【饮片性状】 新疆紫草(软紫草)呈不规则的长圆柱形,多扭曲,长7~20 cm,直径1~2.5 cm。表面紫红色或紫褐色,皮部疏松,呈条形片状,常10余层重叠,易剥落。顶端有的可见分枝的茎残基。体轻,质松软,易折断,断面不整齐,木部较小,黄白色或黄色。气特异,味微苦、涩。内蒙紫草呈圆锥形或圆柱形,扭曲,长 6～20 cm,直径 0.5～4 cm。根头部略粗大,顶端有残茎 1 个或多个,被短硬毛。表面紫红色或暗紫色,皮部略薄,常数层相叠,易剥离。质硬而脆,易折断,断面较整齐,皮部紫红色,木部较小,黄白色。气特异,味涩。

【功能与主治】 清热凉血,活血解毒,透疹消斑。用于血热毒盛,斑疹紫黑,麻疹不透,疮疡,湿疹,水火烫伤。

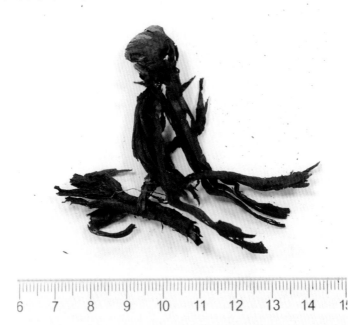

紫草

水牛角

【来源】 本品为牛科动物水牛的角。取角后,水煮,除去角塞,干燥。

【饮片性状】 本品呈稍扁平而弯曲的锥形,长短不一。表面棕黑色或灰黑色,一侧有数条横向的沟槽,另一侧有密集的横向凹陷条纹。上部渐尖,有纵纹,基部略呈三角形,中空。角质,坚硬。气微腥,味淡。入药则洗净,镑片或锉成粗粉。

【功能与主治】 清热凉血,解毒,定惊。用于温病高热,神昏谵语,发斑发疹,吐血衄血,惊风,癫狂。

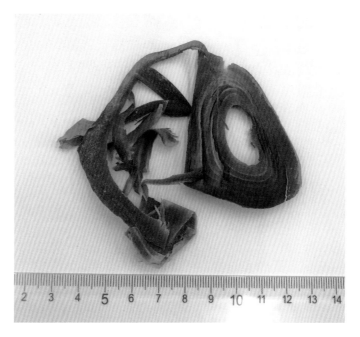

水牛角

青蒿

【来源】　本品为菊科植物黄花蒿的干燥地上部分。秋季花盛开时采割,除去老茎,阴干。

【饮片性状】　本品呈不规则的段,长 0.5~1.5 cm。茎呈圆柱形,表面黄绿色或棕黄色,具纵棱线,质略硬,切面黄白色,髓白色。叶片多皱缩或破碎,暗绿色或棕绿色,完整者展平后为三回羽状深裂,裂片及小裂片矩圆形或长椭圆形,两面被短毛。花黄色,气香特异,味微苦。

【功能与主治】　清虚热,除骨蒸,解暑热,截疟,退黄。用于温邪伤阴,夜热早凉,阴虚发热,骨蒸劳热,暑邪发热,疟疾寒热,湿热黄疸。

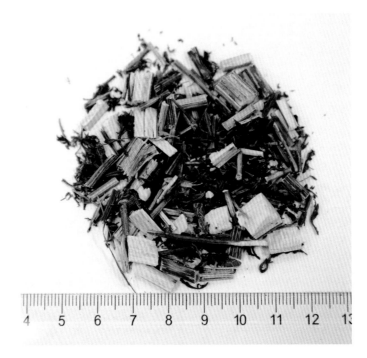

青蒿

白薇

【来源】 本品为萝摩科植物白薇或蔓生白薇的干燥根和根茎。春、秋二季采挖,洗净,干燥。

【饮片性状】 本品呈不规则的段。根茎不规则形,可见圆形凹陷的茎痕,结节处残存多数簇生的根。根细,直径小于0.2 cm,表面棕黄色。切面皮部类白色或黄白色,木部较皮部窄小,黄色。质脆。气微,味微苦。

【功能与主治】 清热凉血,利尿通淋,解毒疗疮。用于温邪伤营发热,阴虚发热,骨蒸劳热,产后血虚发热,热淋,血淋,痈疽肿毒。

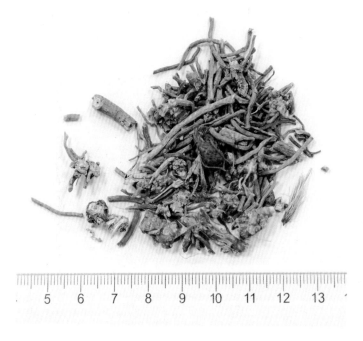

白薇

地骨皮

【来源】　本品为茄科植物枸杞或宁夏枸杞的干燥根皮。春初或秋后采挖根部,洗净,剥取根皮,晒干。

【饮片性状】　本品呈筒状或槽状,长 3～10 cm,宽 0.5～1.5 cm,厚 0.1～0.3 cm。外表面灰黄色至棕黄色,粗糙,有不规则纵裂纹,易成鳞片状剥落。内表面黄白色至灰黄色,较平坦,有细纵纹。体轻,质脆,易折断,断面不平坦,外层黄棕色,内层灰白色。气微,味微甘而后苦。

【功能与主治】　凉血除蒸,清肺降火。用于阴虚潮热,骨蒸盗汗,肺热咳嗽,咯血,内热消渴。

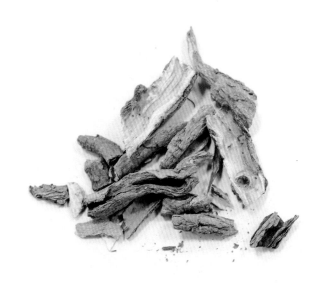

地骨皮

银柴胡

【来源】 本品为石竹科植物银柴胡的干燥根。春、夏间植株萌发或秋后茎叶枯萎时采挖,栽培品于种植后第三年 9 月中旬或第四年 4 月中旬采挖,除去残茎、须根及泥沙,晒干。

【饮片性状】 本品呈类圆柱形,偶有分枝,直径 0.5～2.5 cm。表面浅棕黄色至浅棕色,有扭曲的纵皱纹和支根痕,多具孔穴状或盘状凹陷,习称"砂眼",从砂眼处折断可见棕色裂隙中有细砂散出。根头部略膨大,有密集的呈疣状突起的芽苞、茎或根茎的残基,习称"珍珠盘"。质硬而脆,易折断,断面不平坦,较疏松,有裂隙,皮部甚薄,木部有黄、白色相间的放射状纹理。气微,味甘。

栽培品有分枝,下部多扭曲,直径 0.6～1.2 cm。表面浅棕黄色,纵皱纹细腻明显,细支根痕多呈点状凹陷,几无砂眼。根头部有多数疣状突起。折断面质地较紧密,几无裂隙,略显粉性,木部放射状纹理不甚明显。味微甜。

【功能与主治】　清虚热,除疳热。用于阴虚发热,骨蒸劳热,小儿疳热。

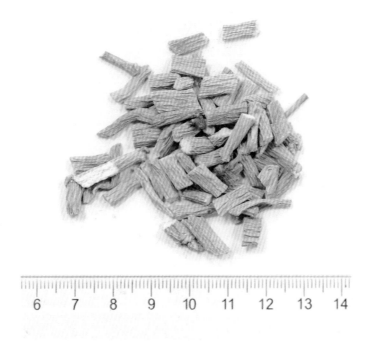

银柴胡

胡黄连

【来源】　本品为玄参科植物胡黄连的干燥根茎。秋季采挖,除去须根和泥沙,晒干。

【饮片性状】　本品呈圆柱形,偶有分枝,直径 0.3~1 cm。表面灰棕色至暗棕色,粗糙,有较密的环状节,具稍隆起的芽痕或根痕,上端密被暗棕色鳞片状的叶柄残基。体轻,质硬而脆,易折断,断面略平坦,淡棕色至暗棕色,木部有 4~10 个类白色点状维管束排列成环。气微,味极苦。

【功能与主治】　退虚热,除疳热,清湿热。用于骨蒸潮热,小儿疳热,湿热泻痢,黄疸尿赤,痔疮肿痛。

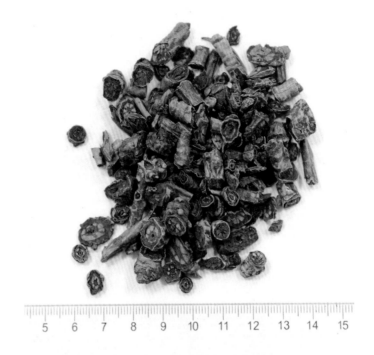

胡黄连

第三章 泻下药

大黄

【来源】 本品为蓼科植物掌叶大黄、唐古特大黄或药用大黄的干燥根和根茎。秋末茎叶枯萎或次春发芽前采挖,除去细根,刮去外皮,切瓣或段,绳穿成串干燥或直接干燥。

【饮片性状】 本品呈不规则类圆形的厚片或块,大小不等。外表皮黄棕色或棕褐色,有纵皱纹及疙瘩状隆起。切面黄棕色至淡红棕色,较平坦,有明显散在或排列成环的星点,有空隙。

【功能与主治】 泻下攻积,清热泻火,凉血解毒,逐瘀通经,利湿退黄。用于实热积滞便秘,血热吐衄,目赤咽肿,痈肿疔疮,肠痈腹痛,瘀血经闭,产后瘀阻,跌打损伤,湿热痢疾,黄疸尿赤,淋证,水肿;外治烧烫伤。酒大黄善清上焦血分热毒,用于目赤咽肿、齿龈肿痛。熟大黄泻下力缓,泻火解毒,用于火毒疮疡。大黄炭凉血化瘀止血,用于血热有瘀出血证。

【注意事项】 孕妇及月经期、哺乳期慎用。

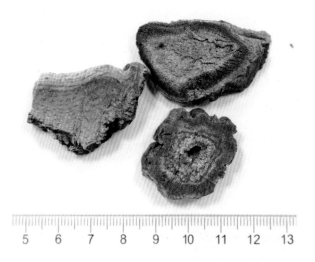

大黄

酒大黄

【**来源**】　本品为大黄的炮制品。

【**饮片性状**】　形如大黄片,表面深棕黄色,有的可见焦斑。微有酒香气。

【**功能与主治**】　酒大黄善清上焦血分热毒,用于目赤咽肿、齿龈肿痛。熟大黄泻下力缓,泻火解毒,用于火毒疮疡。

【**注意事项**】　孕妇及月经期、哺乳期慎用。

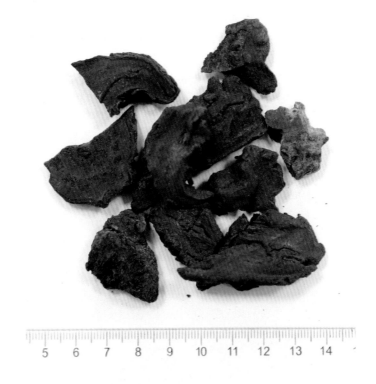

酒大黄

番泻叶

【来源】 本品为豆科植物狭叶番泻或尖叶番泻的干燥小叶。

【饮片性状】

1.**狭叶番泻** 本品呈长卵形或卵状披针形,长 1.5～5 cm,宽 0.4～2 cm,叶端急尖,叶基稍不对称,全缘。上表面黄绿色,下表面浅黄绿色,无毛或近无毛,叶脉稍隆起。革质。气微弱而特异,味微苦,稍有黏性。

2.**尖叶番泻** 本品呈披针形或长卵形,略卷曲,叶端短尖或微突,叶基不对称,两面均有细短茸毛。

【功能与主治】 泻热行滞,通便,利水。用于热结积滞,便秘腹痛,水肿胀满。

【注意事项】 孕妇慎用。避光,置通风干燥处。

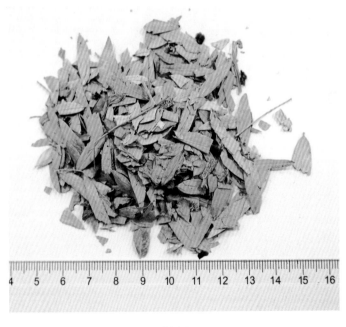

番泻叶

火麻仁

【来源】 本品为桑科植物大麻的干燥成熟果实。秋季果实成熟时采收,除去杂质,晒干。

【饮片性状】 本品呈卵圆形,长 4～5.5 mm,直径 2.5～4 mm。表面灰绿色或灰黄色,有微细的白色或棕色网纹,两边有棱,顶端略尖,基部有一圆形果梗痕。果皮薄而脆,易破碎。种皮绿色,子叶 2,乳白色,富油性。气微,味淡。

【功能与主治】 润肠通便,用于血虚津亏,肠燥便秘。

【注意事项】 置阴凉干燥处,防热,防蛀。

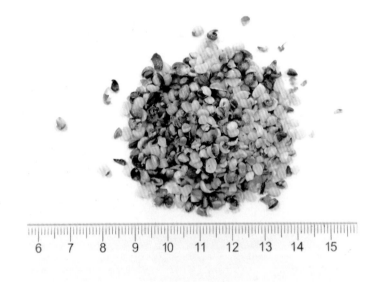

火麻仁

郁李仁

【来源】 本品为蔷薇科植物欧李、郁李或长柄扁桃的干燥成熟种子。前二种习称"小李仁",后一种习称"大李仁"。夏、秋二季采收成熟果实,除去果肉和核壳,取出种子,干燥。

【饮片性状】

1.**小李仁**　本品呈卵形,长5~8 mm,直径3~5 mm。表面黄白色或浅棕色,一端尖,另一端钝圆。尖端一侧有线形种脐,圆端中央有深色合点,自合点处向上具多条纵向维管束脉纹。种皮薄,子叶2,乳白色,富油性。气微,味微苦。

2.**大李仁**　本品长6~10 mm,直径5~7 mm。表面黄棕色。

【功能与主治】　润肠通便,下气利水。用于津枯肠燥,食积气滞,腹胀便秘,水肿,脚气,小便不利。

【注意事项】　置阴凉干燥处,防蛀。

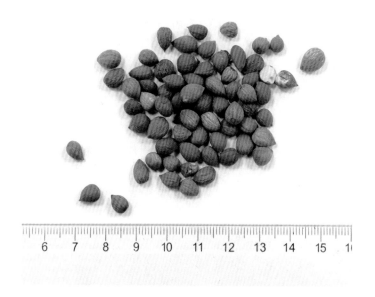

郁李仁

第四章　祛风湿药

独活

【**来源**】 本品为伞形科植物重齿毛当归的干燥根。春初苗刚发芽或秋末茎叶枯萎时采挖,除去须根和泥沙,烘至半干,堆置 2～3 天,发软后再烘至全干。

【**饮片性状**】 本品呈类圆形的薄片。外表皮灰褐色或棕褐色,具皱纹。切面皮部灰白色至灰褐色,有多数散在棕色油点,木部灰黄色至黄棕色,形成层环棕色。有特异香气。味苦、辛、微麻舌。

【**功能与主治**】 祛风除湿,通痹止痛。用于风寒湿痹,腰膝疼痛,少阴伏风头痛,风寒挟湿头痛。

【**注意事项**】 置干燥处,防霉,防蛀。

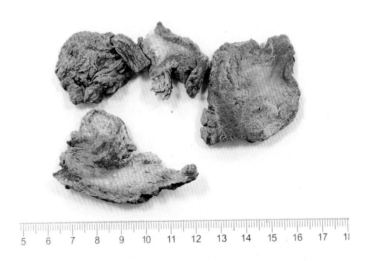

独活

威灵仙

【来源】　本品为毛茛科植物威灵仙、棉团铁线莲或东北铁线莲的干燥根和根茎。秋季采挖，除去泥沙，晒干。

【饮片性状】　本品呈不规则的段。表面黑褐色、棕褐色或棕黑色，有细纵纹，有的皮部脱落，露出黄白色木部。切面皮部较广，木部淡黄色，略呈方形或近圆形，皮部与木部间常有裂隙。

【功能与主治】　祛风湿，通经络。用于风湿痹痛，肢体麻木，筋脉拘挛，屈伸不利。

【注意事项】　置干燥处。

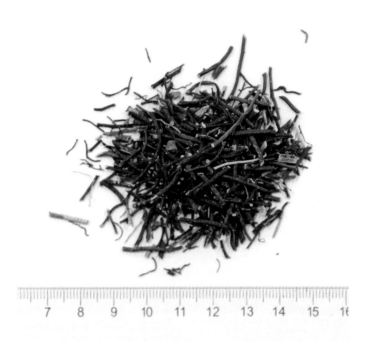

威灵仙

徐长卿

【来源】 本品为萝藦科植物徐长卿的干燥根和根茎。秋季采挖,除去杂质,阴干。

【饮片性状】 本品呈不规则的段。根茎有节,四周着生多数根。根圆柱形,表面淡黄白色至淡棕黄色或棕色,有细纵皱纹。切面粉性,皮部类白色或黄白色,形成层环淡棕色,木部细小。气香,味微辛凉。

【功能与主治】 祛风,化湿,止痛,止痒。用于风湿痹痛,胃痛胀满,牙痛,腰痛,跌扑伤痛,风疹,湿疹。

【注意事项】 贮阴凉干燥处。

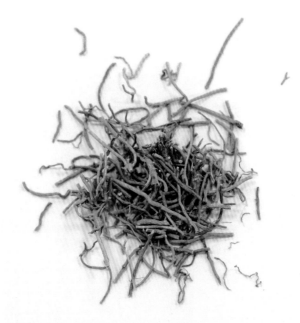

徐长卿

木瓜

【来源】　本品为蔷薇科植物贴梗海棠的干燥近成熟果实。夏、秋二季果实绿黄时采收,置沸水中烫至外皮灰白色,对半纵剖,晒干。

【饮片性状】　本品呈类月牙形的薄片。外表紫红色或棕红色,有不规则的深皱纹。切面棕红色。气微清香,味酸。

【功能与主治】　舒筋活络,和胃化湿。用于湿痹拘挛,腰膝关节酸重疼痛,暑湿吐泻,转筋挛痛,脚气水肿。

【注意事项】　置阴凉干燥处,防潮,防蛀。

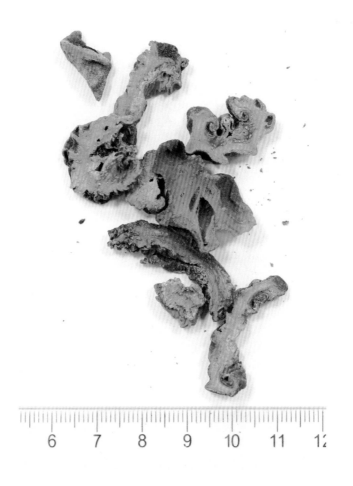

木瓜

伸筋草

【来源】　本品为石松科植物石松的干燥全草。夏、秋二季茎叶茂盛时采收,除去杂质,晒干。

【饮片性状】　本品呈不规则的段,茎呈圆柱形,略弯曲。叶密生茎上,螺旋状排列,皱缩弯曲,线形或针形,黄绿色至淡黄棕色,先端芒状,全缘。切面皮部浅黄色,木部类白色。气微,味淡。

【功能与主治】　祛风除湿,舒筋活络。用于关节酸痛,屈伸不利。

【注意事项】　置干燥处。

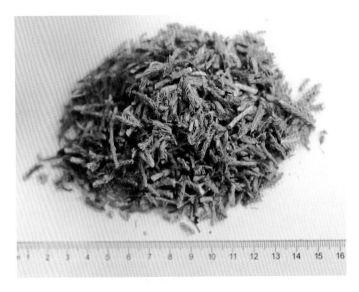

伸筋草

海风藤

【来源】　本品为胡椒科植物风藤的干燥藤茎。夏、秋二季采割,除去根、叶,晒干。

【饮片性状】　本品呈不规则的扁圆柱形厚片,直径 0.3～2.0 cm。表面灰褐色或褐色,有纵向棱状纹理。切面皮部窄,木部宽广呈灰黄色,导管孔多束,有灰黄色与灰白色相间排列的放射状纹理,皮部与木部交界处有裂隙,中心有灰褐色髓。体轻,质脆。气香,味微苦、辛。

【功能与主治】　祛风湿,通经络,止痹痛。用于风寒湿痹,肢节疼痛,筋脉拘挛,屈伸不利。

【注意事项】　置通风干燥处。

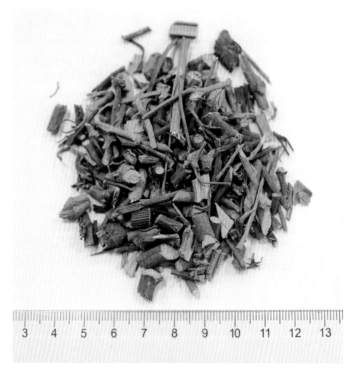

海风藤

青风藤

【来源】　本品为防己科植物青藤和毛青藤的干燥藤茎。秋末冬初采割,扎把或切长段,晒干。

【饮片性状】　本品呈类圆形的厚片。外表面绿褐色至棕褐色,有的灰褐色,有纵纹,有的可见皮孔。切面灰黄色至淡灰黄色,皮部窄,木部有明显的放射状纹理,其间具有多数小孔,髓部淡黄白色至棕黄色。气微,味苦。

【功能与主治】　祛风湿,通经络,利小便。用于风湿痹痛,关节肿胀,麻痹瘙痒。

【注意事项】 置干燥处。

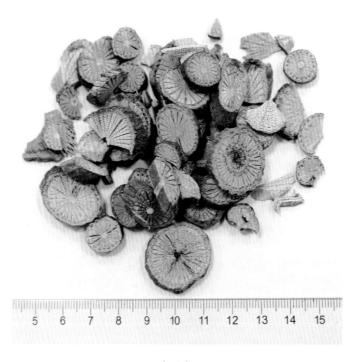

青风藤

秦艽

【来源】 本品为龙胆科植物秦艽、麻花秦艽、粗茎秦艽或小秦艽的干燥根。前三种按性状不同分别习称"秦艽"和"麻花艽",后一种习称"小秦艽"。春、秋二季采挖,除去泥沙。秦艽和麻花艽晒软,堆置"发汗"至表面呈红黄色或灰黄色时,摊开晒干,或不经"发汗"直接晒干;小秦艽趁鲜时搓去黑皮,晒干。

【饮片性状】 本品呈不规则的段。外表皮黄棕色、灰黄色或棕褐色,粗糙,有扭曲纵纹或网状孔纹。切面皮部黄色或棕黄色,木部黄色,有的中心呈枯朽状。气特异,味苦、微涩。

【功能与主治】 祛风湿,清湿热,止痹痛,退虚热。用于风湿痹痛,中风半身不遂,筋脉拘挛,骨节酸痛,湿热黄疸,骨蒸潮热,小儿疳积发热。

【注意事项】　置通风干燥处。

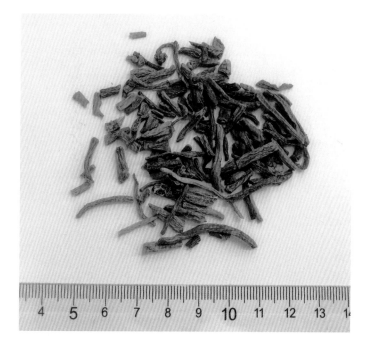

秦艽

防己

【来源】　本品为防己科植物粉防己的干燥根。秋季采挖,洗净,除去粗皮,晒至半干,切段,个大者再纵切,干燥。

【饮片性状】　本品呈类圆形或半圆形的厚片。外表皮淡灰黄色。切面灰白色,粉性,有稀疏的放射状纹理。气微,味苦。

【功能与主治】　祛风止痛,利水消肿。用于风湿痹痛,水肿脚气,小便不利,湿疹疮毒。

【注意事项】　置干燥处,防潮,防蛀。

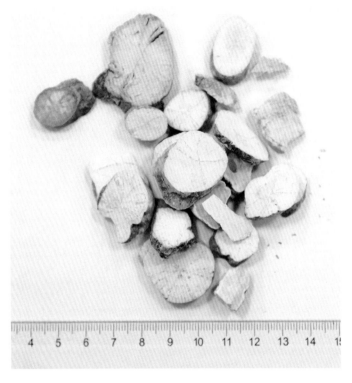

防己

桑枝

【来源】 本品为桑科植物桑的干燥嫩枝。春末夏初采收,去叶,晒干,或趁鲜切片,晒干。

【饮片性状】 本品呈类圆形或椭圆形的厚片。外表皮灰黄色或黄褐色,有点状皮孔。切面皮部较薄,木部黄白色,射线放射状,髓部白色或黄白色。气微,味淡。

【功能与主治】 祛风湿,利关节。用于风湿痹病,肩臂、关节酸痛麻木。

【注意事项】 置干燥处。

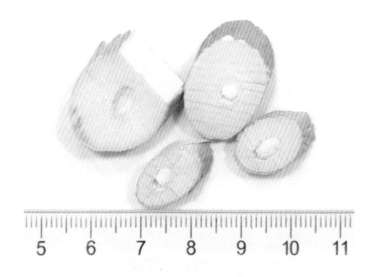

桑枝

络石藤

【来源】　本品为夹竹桃科植物络石的干燥带叶藤茎。冬季至次春采割,除去杂质,晒干。

【饮片性状】　本品呈不规则的段。茎圆柱形,表面红褐色,可见点状皮孔。切面黄白色,中空。叶全缘,略反卷;革质。气微,味微苦。

【功能与主治】　祛风通络,凉血消肿。用于风湿热痹,筋脉拘挛,腰膝酸痛,喉痹,痈肿,跌扑损伤。

【注意事项】　置干燥处。

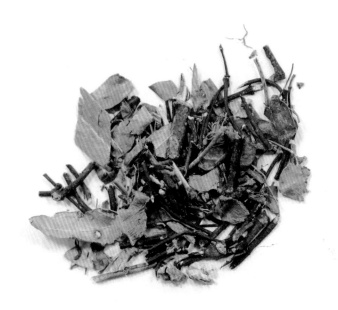

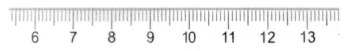

络石藤

丝瓜络

【来源】 本品为葫芦科植物丝瓜的干燥成熟果实的维管束。夏、秋二季果实成熟、果皮变黄、内部干枯时采摘,除去外皮和果肉,洗净,晒干,除去种子。

【饮片性状】 本品为丝状维管束交织而成,多呈长棱形或长圆筒形,略弯曲,长 30～70 cm,直径 7～10 cm。表面黄白色。体轻,质韧,有弹性,不能折断。横切面可见子房 3 室,呈空洞状。气微,味淡。入药时除去残留种子及外皮,切断。

【功能与主治】 祛风,通络,活血,下乳。用于痹痛拘挛,胸胁胀痛,乳汁不通,乳痈肿痛。

【注意事项】 置干燥处。

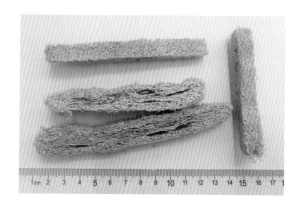

丝瓜络

五加皮

【来源】　本品为五加科植物细柱五加的干燥根皮。夏、秋二季采挖根部，洗净，剥取根皮，晒干。

【饮片性状】　本品呈不规则的卷筒状。外表面灰褐色，有稍扭曲的纵皱纹及横长皮孔样斑痕；内表面淡黄色或灰黄色，有细纵纹。切面不整齐，灰白色。气微香，味微辣而苦。

【功能与主治】　祛风除湿，补益肝肾，强筋壮骨，利水消肿。用于风湿痹病，筋骨痿软，小儿行迟，体虚乏力，水肿，脚气。

【注意事项】　置干燥处，防霉，防蛀。

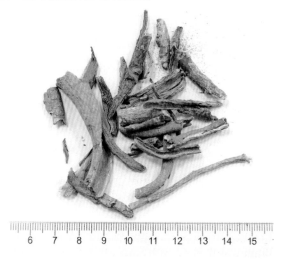

五加皮

89

千年健

【来源】 本品为天南星科植物千年健的干燥根茎。春、秋二季采挖,洗净,除去外皮,晒干。

【饮片性状】 本品呈类圆形或不规则形的片。外表皮黄棕色至红棕色,粗糙,有的可见圆形根痕。切面红褐色,具有众多黄色纤维束,有的呈针刺状。气香,味辛、微苦。

【功能与主治】 祛风湿,壮筋骨。用于风寒湿痹,腰膝冷痛,拘挛麻木,筋骨痿软。

【注意事项】 置阴凉干燥处。

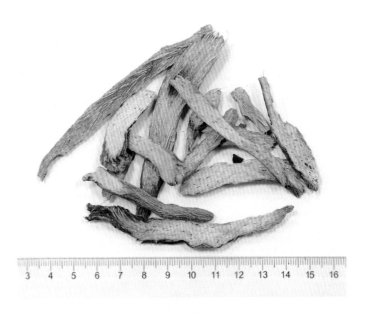

千年健

第五章　化湿药

广藿香

【来源】　本品为唇形科植物广藿香的干燥地上部分。枝叶茂盛时采割,日晒夜闷,反复至干。

【饮片性状】　本品呈不规则的段。茎略呈方柱形,表面灰褐色、灰黄色或带红棕色,被柔毛。切面有白色髓。叶破碎或皱缩成团,完整者展平后呈卵形或椭圆形,两面均被灰白色绒毛;基部楔形或钝圆,边缘具大小不规则的钝齿;叶柄细,被柔毛。气香特异,味微苦。

【功能与主治】　芳香化浊,和中止呕,发表解暑。用于湿浊中阻,脘痞呕吐,暑湿表证,湿温初起,发热倦怠,胸闷不舒,寒湿闭暑,腹痛吐泻,鼻渊头痛。

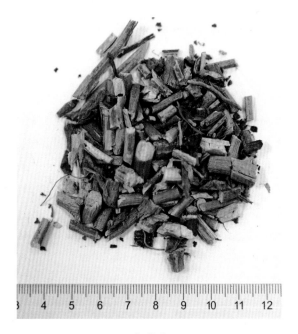

广藿香

佩兰

【来源】 本品为菊科植物佩兰的干燥地上部分。夏、秋二季分两次采割，除去杂质，晒干。

【饮片性状】 本品呈不规则的段。茎圆柱形，表面黄棕色或黄绿色，有的带紫色，有明显的节和纵棱线。切面髓部白色或中空。叶对生，叶片多皱缩、破碎，绿褐色。气芳香，味微苦。

【功能与主治】 芳香化湿，醒脾开胃，发表解暑。用于湿浊中阻，脘痞呕恶，口中甜腻，口臭，多涎，暑湿表证，湿温初起，发热倦怠，胸闷不舒。

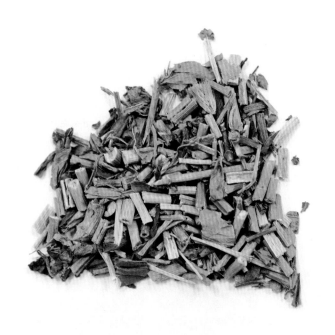

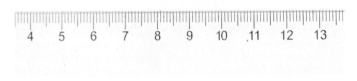

佩兰

苍术

【来源】 本品为菊科植物茅苍术或北苍术的干燥根茎。春、秋二季采挖，除去泥沙，晒干，撞去须根。

【饮片性状】 本品呈不规则类圆形或条形厚片。外表皮灰棕色至黄棕色，有皱纹，有时可见根痕。切面黄白色或灰白色，散有多数橙黄色或棕红色油室，有的可析出白色细针状结晶。气香特异，味微甘、辛、苦。

【功能与主治】 燥湿健脾，祛风散寒，明目。用于湿阻中焦，脘腹胀满，泄泻，水肿，脚气痿躄，风湿痹痛，风寒感冒，夜盲，眼目昏涩。

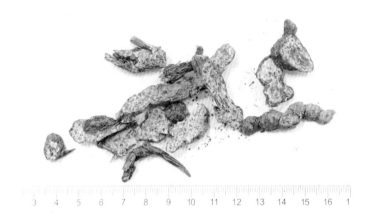

苍术

砂仁

【来源】 本品为姜科植物阳春砂、绿壳砂或海南砂的干燥成熟果实。夏、秋二季果实成熟时采收，晒干或低温干燥。

【饮片性状】

1.阳春砂、绿壳砂 本品呈椭圆形或卵圆形，有不明显的三棱，长 1.5～2 cm，直径 1～1.5 cm。表面棕褐色，密生刺状突起，顶端有花被残基，基部常有果梗。果皮薄而软。种子集结成团，具三钝棱，中有白色隔膜，将种子团分成 3 瓣，每瓣有种子 5～26 粒。种子为不规则多面体，直径 2～3 mm；表面棕红色或暗褐色,有细皱纹,外被淡棕色膜质假种皮;质硬,胚乳灰白色。气芳香而浓烈,味辛凉、微苦。

2.**海南砂** 本品呈长椭圆形或卵圆形,有明显的三棱,长 1.5～2 cm,直径 0.8～1.2 cm。表面被片状、分枝的软刺,基部具果梗痕。果皮厚而硬。种子团较小,每瓣有种子 3～24 粒;种子直径 1.5～2 mm。气味稍淡。

【功能与主治】 化湿开胃,温脾止泻,理气安胎。用于湿浊中阻,脘痞不饥,脾胃虚寒,呕吐泄泻,妊娠恶阻,胎动不安。

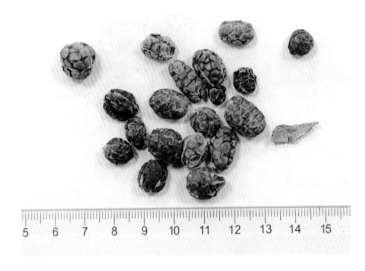

砂仁

草果

【来源】 本品为姜科植物草果的干燥成熟果实。秋季果实成熟时采收,除去杂质,晒干或低温干燥。

【饮片性状】 本品呈圆锥状多面体,直径约 5 mm;表面棕色至红棕色,有的可见外被残留灰白色膜质的假种皮。种脊为一条纵沟,尖端有凹状的种脐。胚乳灰白色至黄白色。有特异香气,味辛、微苦。

【功能与主治】 燥湿温中,截疟除痰。用于寒湿内阻,脘腹胀痛,痞满呕吐,疟疾寒热,瘟疫发热。

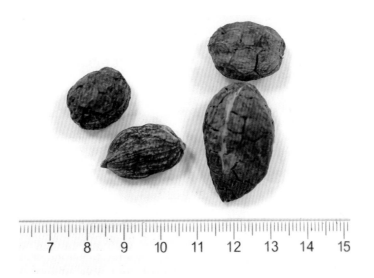

草果

第六章　利水渗湿药

茯苓

【来源】　本品为多孔菌科真菌茯苓的干燥菌核。多于 7～9 月采挖，挖出后除去泥沙，堆置"发汗"后，摊开晾至表面干燥，再"发汗"，反复数次至现皱纹、内部水分大部散失后，阴干，称为"茯苓个"；或将鲜茯苓按不同部位切制，阴干，分别称为"茯苓块"和"茯苓片"。

【饮片性状】

1.**茯苓个**　呈类球形、椭圆形、扁圆形或不规则团块，大小不一。外皮薄而粗糙，棕褐色至黑褐色，有明显的皱缩纹理。体重，质坚实，断面颗粒性，有的具裂隙，外层淡棕色，内部白色，少数淡红色，有的中间抱有松根。气微，味淡，嚼之粘牙。

2.**茯苓块**　为去皮后切制的茯苓，呈立方块状或方块状厚片，大小不一。白色、淡红色或淡棕色。

3.**茯苓片**　为去皮后切制的茯苓，呈不规则厚片，厚薄不一。白色、淡红色或淡棕色。

【功能与主治】　利水渗湿，健脾，宁心。用于水肿尿少，痰饮眩悸，脾虚食少，便溏泄泻，心神不安，惊悸失眠。

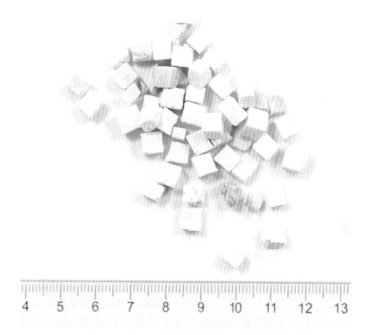

茯苓块

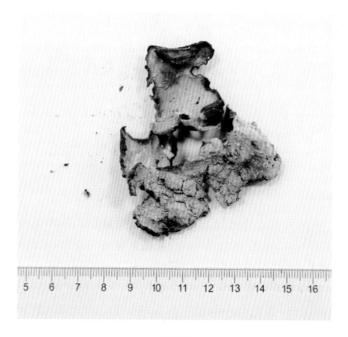

茯苓皮

茯神

【来源】 本品为多孔菌科植物茯苓菌核中间天然抱有松根（茯神木）的白色部分。

【饮片性状】 干燥的菌核形态与茯苓相同，唯中间有一松树根贯穿。商品多已切成方形的薄片，质坚实，具粉质；切断的松根棕黄色，表面有圈状纹理（年轮）。以肉厚实、松根小者为佳。

【功能与主治】 宁心，安神，利水。治心虚惊悸，健忘，失眠，惊痫，小便不利。

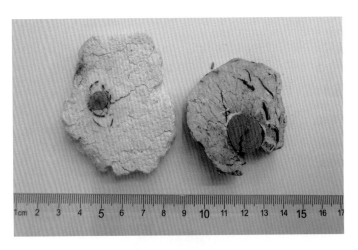

茯神

薏苡仁

【来源】 本品为禾本科植物薏米的干燥成熟种仁。秋季果实成熟时采割植株，晒干，打下果实，再晒干，除去外壳、黄褐色种皮和杂质，收集种仁。

【饮片性状】 本品呈宽卵形或长椭圆形，长 4~8 mm，宽 3~6 mm。表面乳白色，光滑，偶有残存的黄褐色种皮；一端钝圆，另端较宽而微凹，有一淡棕色点状种脐；背面圆凸，腹面有一条较宽而深的纵沟。质坚实，断面白色，粉性。气微，味微甜。

【功能与主治】　利水渗湿,健脾止泻,除痹,排脓,解毒散结。用于水肿,脚气,小便不利,脾虚泄泻,湿痹拘挛,肺痈,肠痈,赘疣,癌肿。

【注意事项】　孕妇慎用。

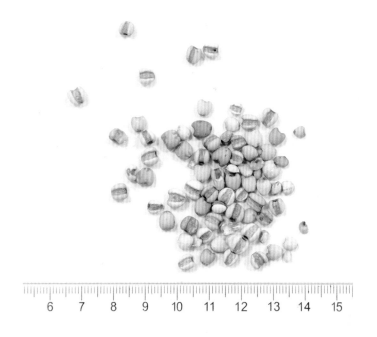

薏苡仁

猪苓

【来源】　本品为多孔菌科真菌猪苓的干燥菌核。春、秋二季采挖,除去泥沙,干燥。

【饮片性状】　本品呈类圆形或不规则的厚片。外表皮黑色或棕黑色,皱缩。切面类白色或黄白色,略呈颗粒状。气微,味淡。

【功能与主治】　利水渗湿。用于小便不利,水肿,泄泻,淋浊,带下。

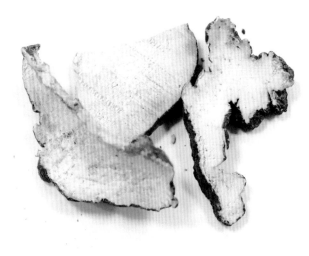

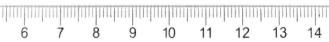

猪苓

泽泻

【来源】 本品为泽泻科植物东方泽泻或泽泻的干燥块茎。冬季茎叶开始枯萎时采挖,洗净,干燥,除去须根和粗皮。

【饮片性状】 本品呈圆形或椭圆形厚片。外表皮淡黄色至淡黄棕色,可见细小突起的须根痕。切面黄白色至淡黄色,粉性,有多数细孔。气微,味微苦。

【功能与主治】 利水渗湿,泄热,化浊降脂。用于小便不利,水肿胀满,泄泻尿少,痰饮眩晕,热淋涩痛,高脂血症。

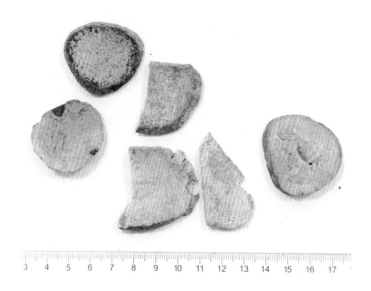

泽泻

冬瓜皮

【来源】　本品为葫芦科植物冬瓜的干燥外层果皮。食用冬瓜时,洗净,削取外层果皮,晒干。

【饮片性状】　本品为不规则的碎片,常向内卷曲,大小不一。外表面灰绿色或黄白色,被有白霜,有的较光滑不被白霜;内表面较粗糙,有的可见筋脉状维管束。体轻,质脆。气微,味淡。

【功能与主治】　利尿消肿。用于水肿胀满,小便不利,暑热口渴,小便短赤。

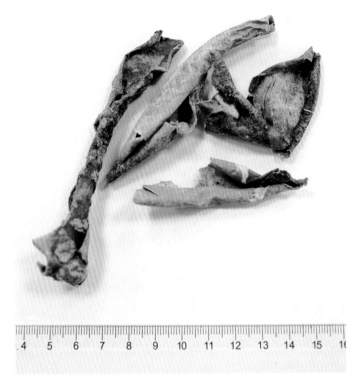

冬瓜皮

车前子

【来源】 本品为车前科植物车前或平车前的干燥成熟种子。夏、秋二季种子成熟时采收果穗,晒干,搓出种子,除去杂质。

【饮片性状】 本品呈椭圆形、不规则长圆形或三角状长圆形,略扁,长约2 mm,宽约1 mm。表面黄棕色至黑褐色,有细皱纹,一面有灰白色凹点状种脐。质硬。气微,味淡。

【功能与主治】 清热利尿通淋,渗湿止泻,明目,祛痰。用于热淋涩痛,水肿胀满,暑湿泄泻,目赤肿痛,痰热咳嗽。

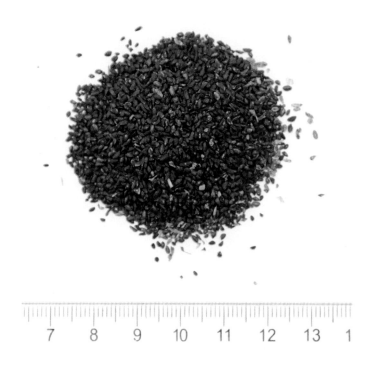

车前子

车前草

【来源】　本品为车前科植物车前或平车前的干燥全草。夏季采挖,除去泥沙,晒干。

【饮片性状】　本品为不规则的段。根须状或直而长。叶片皱缩,多破碎,表面灰绿色或污绿色,脉明显。可见穗状花序。气微,味微苦。

【功能与主治】　清热利尿通淋,祛痰,凉血,解毒。用于热淋涩痛,水肿尿少,暑湿泄泻,痰热咳嗽,吐血衄血,痈肿疮毒。

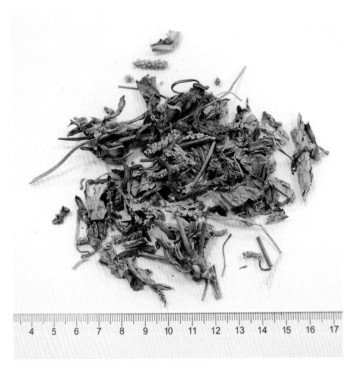

车前草

川木通

【来源】 本品为毛茛科植物小木通或绣球藤的干燥藤茎。春、秋二季采收,除去粗皮,晒干,或趁鲜切厚片,晒干。

【饮片性状】 本品呈类圆形厚片。切面边缘不整齐,残存皮部黄棕色,木部浅黄棕色或浅黄色,有黄白色放射状纹理及裂隙,其间密布细孔状导管,髓部较小,类白色或黄棕色,偶有空腔。气微,味淡。

【功能与主治】 利尿通淋,清心除烦,通经下乳。用于淋证,水肿,心烦尿赤,口舌生疮,经闭乳少,湿热痹痛。

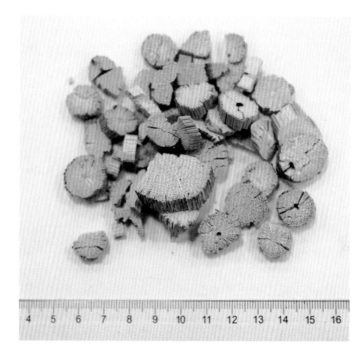

川木通

通草

【来源】 本品为五加科植物通脱木的干燥茎髓。秋季割取茎,截成段,趁鲜取出髓部,理直,晒干。

【饮片性状】 本品为圆形或类圆形厚片。表面白色或淡黄色,有浅纵沟纹。体轻,质松软,稍有弹性,切面平坦,呈银白色光泽,中部空心或有半透明的薄膜,实心者少见。气微,味淡。

【功能与主治】 清热利尿,通气下乳。用于湿热淋证,水肿尿少,乳汁不下。

【注意事项】 孕妇慎用。

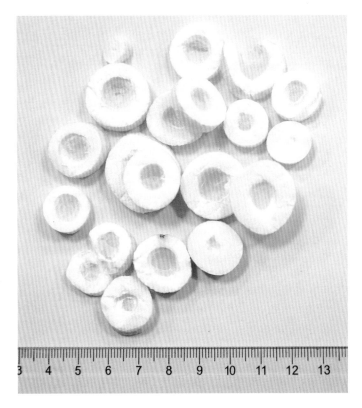

通草

瞿麦

【来源】 本品为石竹科植物瞿麦或石竹的干燥地上部分。夏、秋二季花果期采割，除去杂质，干燥。

【饮片性状】 本品呈不规则的段。茎圆柱形，表面淡绿色或黄绿色，节明显，略膨大。切面中空。叶多破碎。花萼筒状，苞片4～6。蒴果长筒形，与宿萼等长。种子细小，多数。气微，味淡。

【功能与主治】 利尿通淋，活血通经。用于热淋，血淋，石淋，小便不通，淋沥涩痛，经闭瘀阻。

【注意事项】 孕妇慎用。

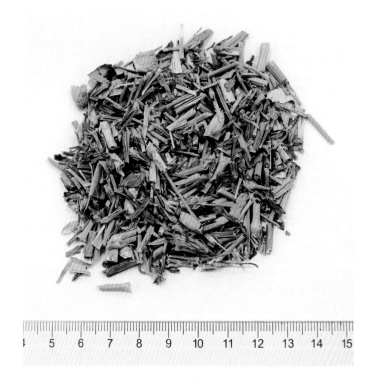

瞿麦

萹蓄

【来源】　本品为蓼科植物萹蓄的干燥地上部分。夏季叶茂盛时采收,除去根和杂质,晒干。

【饮片性状】　本品呈不规则的段。茎呈圆柱形而略扁,表面灰绿色或棕红色,有细密微突起的纵纹;节部稍膨大,有浅棕色膜质的托叶鞘。切面髓部白色。叶片多破碎,完整者展平后呈披针形,全缘。气微,味微苦。

【功能与主治】　利尿通淋,杀虫,止痒。用于热淋涩痛,小便短赤,虫积腹痛,皮肤湿疹,阴痒带下。

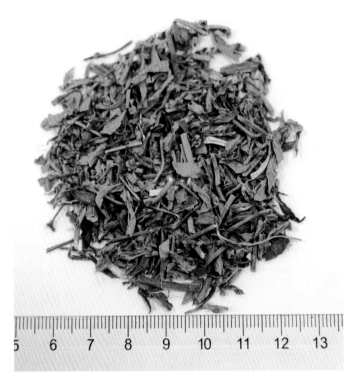

萹蓄

地肤子

【来源】　本品为藜科植物地肤的干燥成熟果实。秋季果实成熟时采收植株,晒干,打下果实,除去杂质。

【饮片性状】　本品呈扁球状五角星形,直径 1～3 mm。外被宿存花被,表面灰绿色或浅棕色,周围具膜质小翅 5 枚,背面中心有微突起的点状果梗痕及放射状脉纹 5～10 条;剥离花被,可见膜质果皮,半透明。种子扁卵形,长约 1 mm,黑色。气微,味微苦。

【功能与主治】　清热利湿,祛风止痒。用于小便涩痛,阴痒带下,风疹,湿疹,皮肤瘙痒。

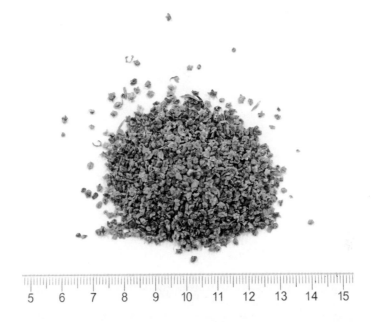

地肤子

石韦

【来源】 本品为水龙骨科植物庐山石韦、石韦或有柄石韦的干燥叶。全年均可采收,除去根茎和根,晒干或阴干。

【饮片性状】 本品呈丝条状。上表面黄绿色或灰褐色,下表面密生红棕色星状毛。孢子囊群着生侧脉间或下表面布满孢子囊群。叶全缘。叶片革质。气微,味微涩苦。

【功能与主治】 利尿通淋,清肺止咳,凉血止血。用于热淋,血淋,石淋,小便不通,淋沥涩痛,肺热喘咳,吐血,衄血,尿血,崩漏。

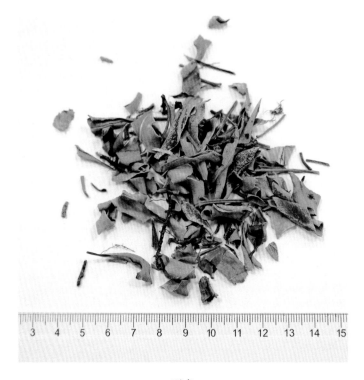

石韦

灯心草

【来源】　本品为灯心草科植物灯心草的干燥茎髓。夏末至秋季割取茎,晒干,取出茎髓,理直,扎成小把。

【饮片性状】　本品呈细圆柱形的段,长 2～5 cm。体轻,质软,表面白色或淡黄白色,有细纵纹,断面白色。气微,味淡。

【功能与主治】　清心火,利小便。用于心烦失眠,尿少涩痛,口舌生疮。

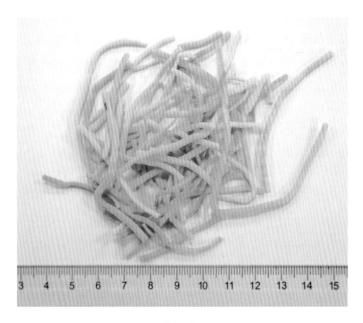

灯心草

茵　陈

【来源】　本品为菊科植物滨蒿或茵陈蒿的干燥地上部分。春季幼苗高 6～10 cm 时采收或秋季花蕾长成至花初开时采割,除去杂质和老茎,晒干。春季采收的习称"绵茵陈",秋季采割的称"花茵陈"。

【饮片性状】

1.**绵茵陈**　多卷曲成团状,灰白色或灰绿色,全体密被白色茸毛,绵软如绒。茎细小,长 1.5～2.5 cm,直径 0.1～0.2 cm,除去表面白色茸毛后可见明显纵纹;质脆,易折断。叶具柄,展平后叶片呈 1～3 回羽状分裂,叶片长 1～3 cm,宽约 1 cm;小裂片卵形或稍呈倒披针形、条形,先端锐尖。气清香,味微苦。

2.**花茵陈**　茎呈圆柱形,多分枝,长 30～100 cm,直径 2～8 mm;表面淡紫色或紫色,有纵条纹,被短柔毛;体轻,质脆,断面类白色。叶密集,或多脱落;下部叶 2～3 回羽状深裂,裂片条形或细条形,两面密被白色柔毛;茎生叶 1～3 回羽状全裂,基部抱茎,裂片细丝状。头状花序卵形,多数集成圆锥状,长 1.2～1.5 mm,直径 1～1.2 mm,有短梗;总苞片 3～4 层,卵形,苞片 3 裂;外层雌花 6～10 个,可多达 15 个,内层两性花 2～10 个。瘦果长圆形,黄棕色。气芳香,味微苦。

【功能与主治】 清利湿热,利胆退黄。用于黄疸尿少,湿温暑湿,湿疮瘙痒。

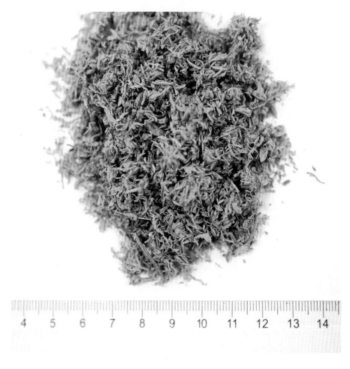

茵陈

金钱草

【来源】 本品为报春花科植物过路黄的干燥全草。夏、秋二季采收,除去杂质,晒干。

【饮片性状】 本品为不规则的段。茎棕色或暗棕红色,有纵纹,实心。叶对生,展平后呈宽卵形或心形,上表面灰绿色或棕褐色,下表面色较浅,主脉明显突出,用水浸后,对光透视可见黑色或褐色的条纹。偶见黄色花,单生叶腋。气微,味淡。

【功能与主治】 利湿退黄,利尿通淋,解毒消肿。用于湿热黄疸,胆胀胁痛,石淋,热淋,小便涩痛,痈肿疔疮,蛇虫咬伤。

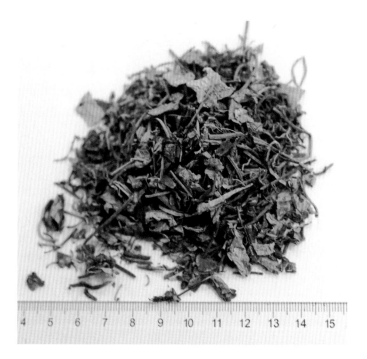

金钱草

虎杖

【来源】　本品为蓼科植物虎杖的干燥根茎和根。春、秋二季采挖,除去须根,洗净,趁鲜切短段或厚片,晒干。

【饮片性状】　本品为不规则的厚片。外表皮棕褐色,有时可见纵皱纹及须根痕;切面皮部较薄,木部宽广,棕黄色,射线放射状,皮部与木部较易分离;根茎髓中有隔或呈空洞状。质坚硬。气微,味微苦、涩。

【功能与主治】　利湿退黄,清热解毒,散瘀止痛,止咳化痰。用于湿热黄疸,淋浊,带下,风湿痹痛,痈肿疮毒,水火烫伤,经闭,癥瘕,跌打损伤,肺热咳嗽。

【注意事项】　孕妇慎用。

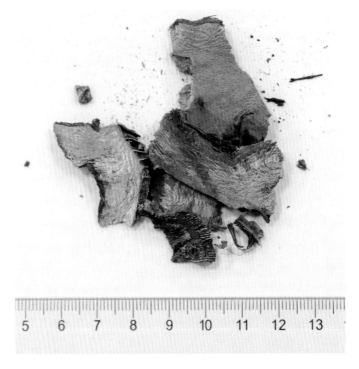

虎杖

第七章 温里药

干姜

【来源】 本品为姜科植物姜的干燥根茎。冬季采挖,除去须根和泥沙,晒干或低温干燥。趁鲜切片晒干或低温干燥者称为"干姜片"。

【饮片性状】 本品呈不规则纵切片或斜切片,具指状分枝,长1～6 cm,宽1～2 cm,厚0.2～0.4 cm。外皮灰黄色或浅黄棕色,粗糙,具纵皱纹及明显的环节。切面灰黄色或灰白色,略显粉性,可见较多的纵向纤维,有的呈毛状。质坚实,断面纤维性。气香、特异,味辛辣。

【功能与主治】 温中散寒,回阳通脉,温肺化饮。用于脘腹冷痛,呕吐泄泻,肢冷脉微,寒饮喘咳。

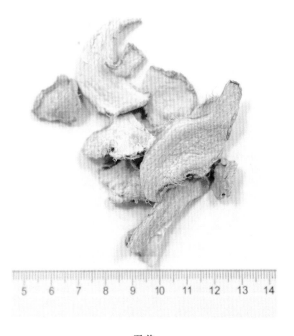

干姜

肉桂

【来源】 本品为樟科植物肉桂的干燥树皮。多于秋季剥取，阴干。

【饮片性状】 本品呈槽状或卷筒状，长 30～40 cm，宽或直径 3～10 cm，厚 0.2～0.8 cm。外表面灰棕色，稍粗糙，有不规则的细皱纹和横向突起的皮孔，有的可见灰白色的斑纹；内表面红棕色，略平坦，有细纵纹，划之显油痕。质硬而脆，易折断，断面不平坦，外层棕色而较粗糙，内层红棕色而油润，两层间有一条黄棕色的线纹。气香浓烈，味甜、辣。

【功能与主治】 补火助阳，引火归元，散寒止痛，温通经脉。用于阳痿宫冷，腰膝冷痛，肾虚作喘，虚阳上浮，眩晕目赤，心腹冷痛，虚寒吐泻，寒疝腹痛，痛经经闭。

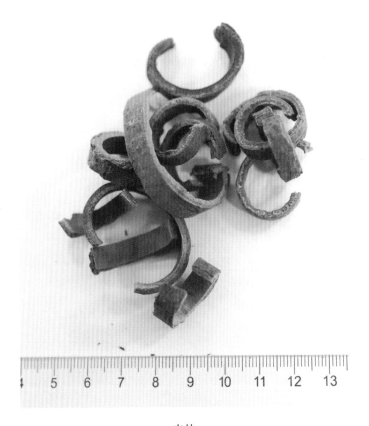

肉桂

吴茱萸

【来源】　本品为芸香科植物吴茱萸、石虎或疏毛吴茱萸的干燥近成熟果实。8～11月果实尚未开裂时,剪下果枝,晒干或低温干燥,除去枝、叶、果梗等杂质。

【饮片性状】　本品呈球形或略呈五角状的扁球形,直径2～5 mm。表面暗黄绿色至褐色,粗糙,有多数点状突起或凹下的油点。顶端有五角星状的裂隙,基部残留被有黄色茸毛的果梗。质硬而脆,横切面可见子房5室,每室有淡黄色种子1粒。气芳香浓郁,味辛辣而苦。

【功能与主治】　散寒止痛,降逆止呕,助阳止泻。用于厥阴头痛,寒疝腹痛,寒湿脚气,经行腹痛,脘腹胀痛,呕吐吞酸,五更泄泻。

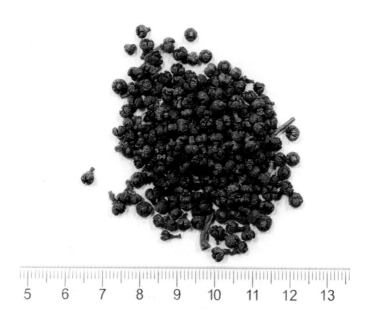

吴茱萸

小茴香

【来源】　本品为伞形科植物茴香的干燥成熟果实。秋季果实初熟时采割植株,晒干,打下果实,除去杂质。

【饮片性状】　本品为双悬果,呈圆柱形,有的稍弯曲,长 4～8 mm,直径 1.5～2.5 mm。表面黄绿色或淡黄色,两端略尖,顶端残留有黄棕色突起的柱基,基部有时有细小的果梗。分果呈长椭圆形,背面有纵棱 5 条,接合面平坦而较宽。横切面略呈五边形,背面的四边约等长。有特异香气,味微甜、辛。

【功能与主治】　散寒止痛,理气和胃。用于寒疝腹痛,睾丸偏坠,痛经,少腹冷痛,脘腹胀痛,食少吐泻。盐小茴香暖肾散寒止痛。用于寒疝腹痛,睾丸偏坠,经寒腹痛。

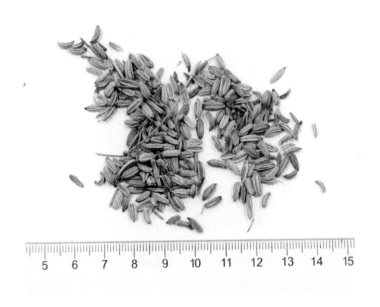

小茴香

丁香

【来源】　本品为桃金娘科植物丁香的干燥花蕾。当花蕾由绿色转红时采摘,晒干。

【饮片性状】　本品略呈研棒状,长 1～2 cm。花冠圆球形,直径 0.3～0.5 cm;花瓣 4,复瓦状抱合,棕褐色或褐黄色;花瓣内为雄蕊和花柱,搓碎后可见众多黄色细粒状的花药。萼筒圆柱状,略扁,有的稍弯曲,长 0.7～1.4 cm,直径 0.3～0.6 cm,红棕色或棕褐色,上部有 4 枚三角状的萼片,十字状分开。质坚实,富油性。气芳香浓烈,味辛辣、有麻舌感。

【功能与主治】　温中降逆,补肾助阳。用于脾胃虚寒,呃逆呕吐,食少吐泻,心腹冷痛,肾虚阳痿。

【注意】　不宜与郁金同用。

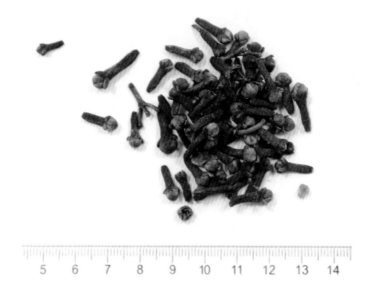

丁香

高良姜

【来源】　本品为姜科植物高良姜的干燥根茎。夏末秋初采挖,除去须根和残留的鳞片,洗净,切段,晒干。

【饮片性状】　本品呈类圆形或不规则形的薄片。外表皮棕红色至暗棕色,有的可见环节和须根痕。切面灰棕色至红棕色,外周色较淡,具多数散在的筋脉小点,中心圆形,约占 1/3。气香,味辛辣。

【功能与主治】　温胃止呕,散寒止痛。用于脘腹冷痛,胃寒呕吐,嗳气吞酸。

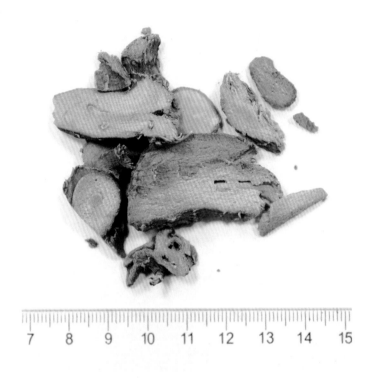

高良姜

花椒

【来源】 本品为芸香科植物青椒或花椒的干燥成熟果皮。秋季采收成熟果实,晒干,除去种子和杂质。

【饮片性状】

1.青椒 多为2~3个上部离生的小蓇葖果,集生于小果梗上,蓇葖果球形,沿腹缝线开裂,直径3~4 mm。外表面灰绿色或暗绿色,散有多数油点和细密的网状隆起皱纹;内表面类白色,光滑。内果皮常由基部与外果皮分离。残存种子呈卵形,长3~4 mm,直径2~3 mm,表面黑色,有光泽。气香,味微甜而辛。

2.花椒 蓇葖果多单生,直径4~5 mm。外表面紫红色或棕红色,散有多数疣状突起的油点,直径0.5~1 mm,对光观察呈半透明;内表面淡黄色。香气浓,味麻辣而持久。

120

【功能与主治】　温中止痛,杀虫止痒。用于脘腹冷痛,呕吐泄泻,虫积腹痛;外治湿疹,阴痒。

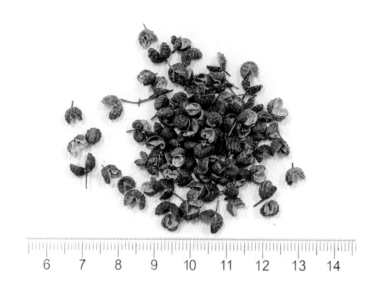

花椒

荜茇

【来源】　本品为胡椒科植物荜茇的干燥近成熟或成熟果穗。果穗由绿变黑时采收,除去杂质,晒干。

【饮片性状】　本品呈圆柱形,稍弯曲,由多数小浆果集合而成,长 1.5～3.5 cm,直径 0.3～0.5 cm。表面黑褐色或棕色,有斜向排列整齐的小突起,基部有果穗梗残存或脱落。质硬而脆,易折断,断面不整齐,颗粒状。小浆果球形,直径约 0.1 cm。有特异香气,味辛辣。

【功能与主治】　温中散寒,下气止痛。用于脘腹冷痛,呕吐,泄泻,寒凝气滞,胸痹心痛,头痛,牙痛。

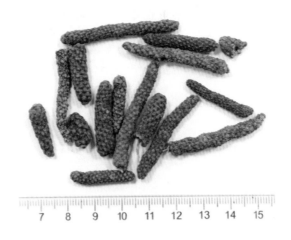

荜茇

荜澄茄

【来源】 本品为樟科植物山鸡椒的干燥成熟果实。秋季果实成熟时采收，除去杂质，晒干。

【饮片性状】 本品呈类球形，直径 4～6 mm。表面棕褐色至黑褐色，有网状皱纹。基部偶有宿萼和细果梗。除去外皮可见硬脆的果核，种子 1，子叶 2，黄棕色，富油性。气芳香，味稍辣而微苦。

【功能与主治】 温中散寒，行气止痛。用于胃寒呕逆，脘腹冷痛，寒疝腹痛，寒湿郁滞，小便浑浊。

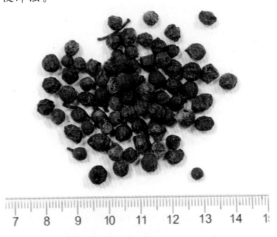

荜澄茄

第八章　理气药

川楝子

【来源】　本品为楝科植物川楝的干燥成熟果实。冬季果实成熟时采收,除去杂质,干燥。

【饮片性状】

1.川楝子　本品呈类球形。表面金黄色至棕黄色,微有光泽,少数凹陷或皱缩,具深棕色小点。顶端有花柱残痕,基部凹陷,有果梗痕。外果皮革质,与果肉间常成空隙,果肉松软,淡黄色,遇水润湿显黏性。果核球形或卵圆形,质坚硬,两端平截,有6～8条纵棱,内分6～8室,每室含黑棕色长圆形的种子1粒。气特异,味酸、苦。

2.炒川楝子　本品呈半球状、厚片或不规则的碎块,表面焦黄色,偶见焦斑。气焦香,味酸、苦。

【功能与主治】　疏肝泄热,行气止痛,杀虫。用于肝郁化火,胸胁、脘腹胀痛,疝气疼痛,虫积腹痛。

【注意事项】　置通风干燥处,防蛀。

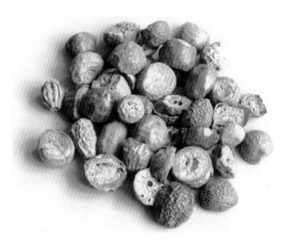

川楝子

123

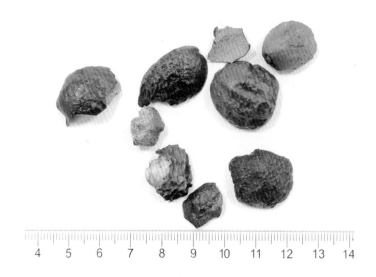

炒川楝子

陈皮

【来源】 本品为芸香科植物橘及其栽培变种的干燥成熟果皮。药材分为"陈皮"和"广陈皮"。采摘成熟果实，剥取果皮，晒干或低温干燥。

【饮片性状】 本品呈不规则的条状或丝状。外表面橙红色或红棕色，有细皱纹和凹下的点状油室。内表面浅黄白色，粗糙，附黄白色或黄棕色筋络状维管束。气香，味辛、苦。

【功能与主治】 理气健脾，燥湿化痰。用于脘腹胀满，食少吐泻，咳嗽痰多。

【注意事项】 置阴凉干燥处，防霉，防蛀。

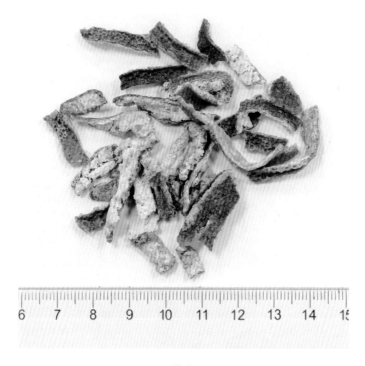

陈皮

青皮

【来源】　本品为芸香科植物橘及其栽培变种的干燥幼果或未成熟果实的果皮。5～6月收集自落的幼果,晒干,习称"个青皮";7～8月采收未成熟的果实,在果皮上纵剖成四瓣至基部,除尽瓤瓣,晒干,习称"四花青皮"。

【饮片性状】

1.青皮　本品呈类圆形厚片或不规则丝状。表面灰绿色或黑绿色,密生多数油室,切面黄白色或淡黄棕色,有时可见瓤囊8～10瓣,淡棕色。气香,味苦、辛。

2.醋青皮　本品形如青皮片或丝,色泽加深,略有醋香气,味苦、辛。

【功能与主治】　疏肝破气,消积化滞。用于胸胁胀痛,疝气疼痛,乳癖,乳痛,食积气滞,脘腹胀痛。

【注意事项】　置阴凉干燥处。

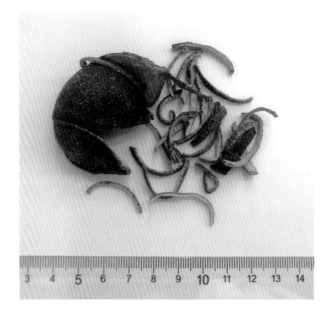

青皮

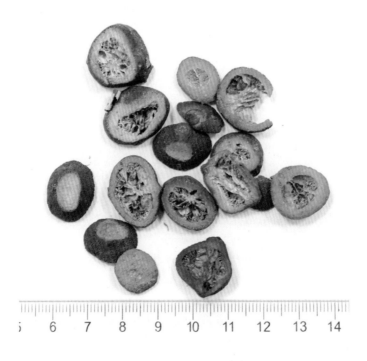

醋青皮

香附

【来源】 本品为莎草科植物莎草的干燥根茎。秋季采挖,燎去毛须,置沸水中略煮或蒸透后晒干,或燎后直接晒干。

【饮片性状】

1.**香附** 本品为不规则厚片或颗粒状。外表皮棕褐色或黑褐色,有时可见环节。切面色白或黄棕色,质硬,内皮层环纹明显。气香,味微苦。

2.**醋香附** 本品形如香附片(粒),表面黑褐色。微有醋香气,味微苦。

【功能与主治】 疏肝解郁,理气宽中,调经止痛。用于肝郁气滞,胸胁胀痛,疝气疼痛,乳房胀痛,脾胃气滞,脘腹痞闷,胀满疼痛,月经不调,经闭痛经。

【注意事项】 置阴凉干燥处,防蛀。

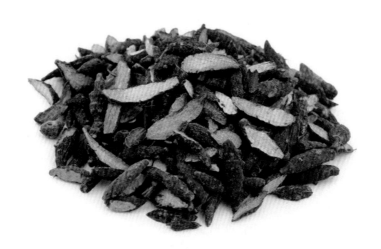

香附

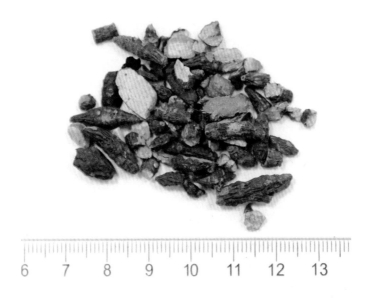

醋香附

大腹皮

【来源】 本品为棕榈科植物槟榔的干燥果皮。冬季至次春采收未成熟的果实,煮后干燥,纵剖两瓣,剥取果皮,习称"大腹皮";春末至秋初采收成熟果实,煮后干燥,剥取果皮,打松,晒干,习称"大腹毛"。

【饮片性状】

1.**大腹皮** 略呈椭圆形或长卵形瓢状,长 4～7 cm,宽 2～3.5 cm,厚 0.2～0.5 cm。外果皮深棕色至近黑色,具不规则的纵皱纹及隆起的横纹,顶端有花柱残痕,基部有果梗及残存萼片。内果皮凹陷,褐色或深棕色,光滑呈硬壳状。体轻,质硬,纵向撕裂后可见中果皮纤维。气微,味微涩。

2.**大腹毛** 略呈椭圆形或瓢状。外果皮多已脱落或残存。中果皮棕毛状,黄白色或淡棕色,疏松质柔。内果皮硬壳状,黄棕色或棕色,内表面光滑,有时纵向破裂。气微,味淡。

【功能与主治】 行气宽中,行水消肿。用于湿阻气滞,脘腹胀闷,大便不爽,水肿胀满,脚气水肿,小便不利。

【注意事项】 置干燥处。

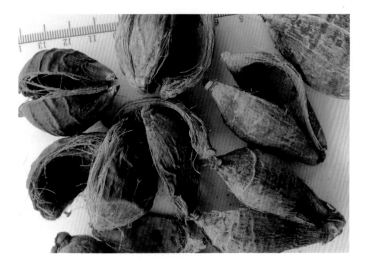

大腹皮

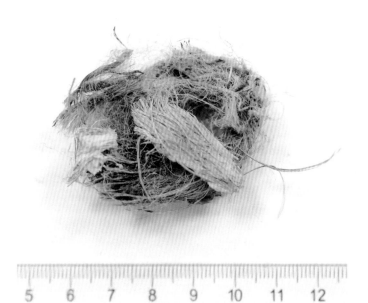

大腹毛

佛手

【来源】 本品为芸香科植物佛手的干燥果实。秋季果实尚未变黄或变黄时采收,纵切成薄片,晒干或低温干燥。

【饮片性状】 本品为类椭圆形、卵圆形的薄片或不规则的丝条,常皱缩或卷曲。薄片长 6～10 cm,宽 3～7 cm,厚 0.2～0.4 cm;顶端稍宽,常有 3～5 个手指状的裂瓣,基部略窄,有的可见果梗痕。丝长 0.4～10 cm,宽 0.2～1 cm,厚 0.2～0.4 cm。外皮黄绿色或橙黄色,有皱纹和油点。果肉浅黄白色或浅黄色,散有凹凸不平的线状或点状维管束。质硬而脆,受潮后柔韧。气香,味微甜后苦。

【功能与主治】 疏肝理气,和胃止痛,燥湿化痰。用于肝胃气滞,胸胁胀痛,胃脘痞满,食少呕吐,咳嗽痰多。

【注意事项】 置阴凉干燥处,防霉,防蛀。

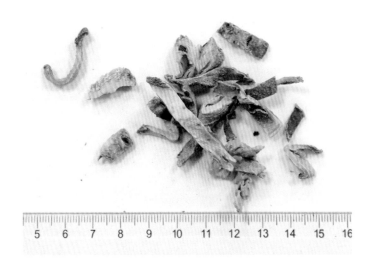

佛手

枳实

【来源】 本品为芸香科植物酸橙及其栽培变种或甜橙的干燥幼果。5～6月收集自落的果实,除去杂质,自中部横切为两半,晒干或低温干燥,较小者直接晒干或低温干燥。

【饮片性状】

1.**枳实**　本品呈不规则弧状条形或圆形薄片。切面外果皮黑绿色或棕褐色,中果皮部分黄白色至黄棕色,近外缘有1～2列点状油室,条片内侧或圆片中央具棕褐色瓤囊。气清香,味苦、微酸。

2.**麸炒枳实**　本品形如枳实片,色较深,有的有焦斑。气焦香,味微苦、微酸。

【功能与主治】　破气消积,化痰散痞。用于积滞内停,痞满胀痛,泻痢后重,大便不通,痰滞气阻,胸痹,结胸,脏器下垂。

【注意事项】　孕妇慎用。置阴凉干燥处,防蛀。

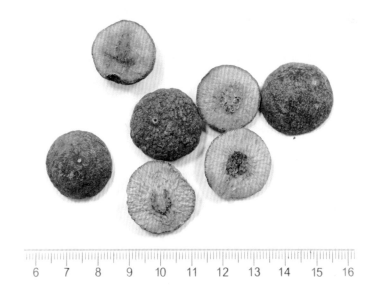

麸炒枳实

甘松

【来源】　本品为败酱科植物甘松的干燥根及根茎。春、秋二季采挖,除去泥沙和杂质,晒干或阴干。

【饮片性状】　本品呈不规则的长段。根呈圆柱形,表面棕褐色。质松脆。切面皮部深棕色,常成裂片状,木部黄白色。气特异,味苦而辛。

【功能与主治】 理气止痛,开郁醒脾;外用祛湿消肿。用于脘腹胀满,食欲缺乏,呕吐;外用治牙痛,脚气肿毒。

【注意事项】 置阴凉干燥处,防潮,防蛀。

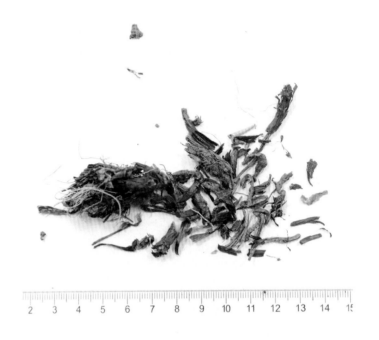

甘松

化橘红

【来源】 本品为芸香科植物化州柚或柚的未成熟或近成熟果实的干燥外层果皮。前者习称"毛橘红",后者习称"光七爪""光五爪"。夏季果实未成熟时采收,置沸水中略烫后,将果皮割成5或7瓣,除去果瓤和部分中果皮,压制成形,干燥。

【饮片性状】 化州柚呈对折的七角或展平的五角星状,单片呈柳叶形。完整者展平后直径15~28 cm,厚0.2~0.5 cm。外表面黄绿色,密布茸毛,有皱纹及小油室;内表面黄白色或淡黄棕色,有脉络纹。质脆,易折断,断面不整齐,外缘有一列不整齐的下凹的油室,内侧稍柔而有弹性。气芳香,味苦、微辛。柚外表面黄绿色至黄棕色,无毛。

【**功能与主治**】 理气宽中,燥湿化痰。用于咳嗽痰多,食积伤酒,呕恶痞闷。

【**注意事项**】 置阴凉干燥处,防蛀。

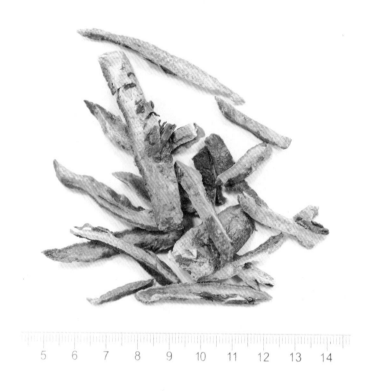

化橘红

九香虫

【**来源**】 本品为蝽科昆虫九香虫的干燥体。11 月至次年 3 月捕捉,置适宜容器内,用酒少许将其闷死,取出阴干;或置沸水中烫死,取出,干燥。

【**饮片性状**】

1.**九香虫** 本品略呈六角状的扁椭圆形,长 1.6~2 cm,宽约 1 cm。表面棕褐色或棕黑色,略有光泽。头部小,与胸部略呈三角形,复眼突出,卵圆状,单眼 1 对,触角 1 对各 5 节,多已脱落。背部有翅 2 对,外面的 1 对基部较硬,内部的 1 对为膜质,透明。胸部有足 3 对,多已脱落。腹部棕红色至棕黑色,每节近边缘处有突起的小点。质脆,折断后腹内有浅棕色的内含物。气特异,味微咸。

2.**炒九香虫** 本品形如九香虫。表面棕黑色至黑色,显油润光泽。气微腥,略带焦香气,味微咸。

【功能与主治】 理气止痛,温中助阳。用于胃寒胀痛,肝胃气痛,肾虚阳痿,腰膝酸痛。

【注意事项】 置木箱内衬以油纸,防潮,防蛀。

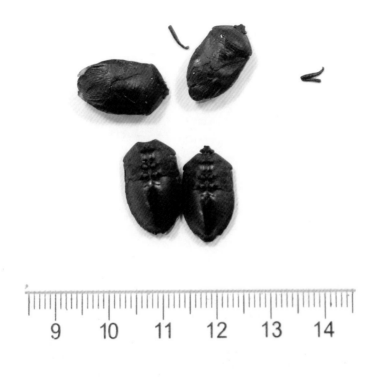

九香虫

玫瑰花

【来源】 本品为蔷薇科植物玫瑰的干燥花蕾。春末夏初花将开放时分批采摘,及时低温干燥。

【饮片性状】 本品略呈半球形或不规则团状,直径 0.7～1.5 cm。残留花梗上被细柔毛,花托半球形,与花萼基部合生;萼片 5,披针形,黄绿色或棕绿色,被有细柔毛;花瓣多皱缩,展平后宽卵形,呈覆瓦状排列,紫红色,有的黄棕色;雄蕊多数,黄褐色;花柱多数,柱头在花托口集成头状,略突出,短于雄蕊。体轻,质脆。气芳香浓郁,味微苦涩。

【功能与主治】　行气解郁,和血,止痛。用于肝胃气痛,食少呕恶,月经不调,跌扑伤痛。

【注意事项】　密闭,置阴凉干燥处。

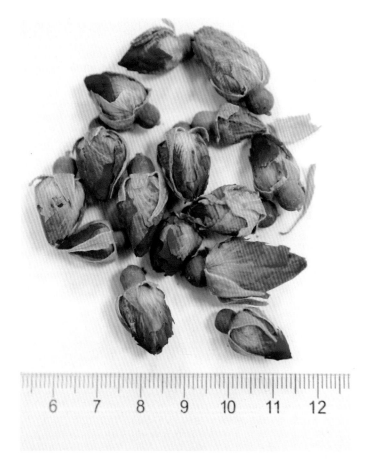

玫瑰花

木香

【来源】 本品为菊科植物木香的干燥根。秋、冬二季采挖,除去泥沙和须根,切段,大的再纵剖成瓣,干燥后撞去粗皮。

【饮片性状】 本品呈类圆形或不规则形厚片。外表皮黄棕色至暗棕色,可见纵皱纹和纵沟。切面灰褐色至暗褐色,有放射状纹理,散在褐色油点,中间有棕色环纹。气香特异,味微苦。

【功能与主治】 健脾和胃,行气止痛,安胎。用于胸胁、脘腹胀痛,呕吐泻痢,胸胁挫伤,岔气作痛,胎动不安。

【注意事项】 置阴凉干燥处。

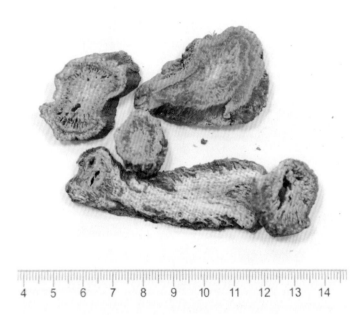

木香

生枳壳

　　【来源】　本品为芸香科植物酸橙及其栽培变种的干燥未成熟果实。7月果皮尚绿时采收，自中部横切为两半，晒干或低温干燥。

　　【饮片性状】　本品呈不规则弧状条形薄片。切面外果皮棕褐色至褐色，中果皮黄白色至黄棕色，近外缘有1～2列点状油室，内侧有的有少量紫褐色瓤囊。

　　【功能与主治】　理气宽中，行滞消胀。用于胸胁气滞，胀满疼痛，食积不化，痰饮内停，脏器下垂。

　　【注意事项】　置阴凉干燥处，防蛀。

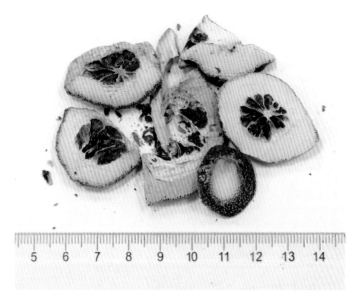

生枳壳

柿蒂

【来源】 本品为柿树科植物柿的干燥宿萼。冬季果实成熟时采摘,食用时收集,洗净,晒干。

【饮片性状】 本品呈扁圆形,直径 1.5～2.5 cm。中央较厚,微隆起,有果实脱落后的圆形疤痕;边缘较薄,4 裂,裂片多反卷,易碎;基部有果梗或圆孔状的果梗痕。外表面黄褐色或红棕色,内表面黄棕色,密被细绒毛。质硬而脆。气微,味涩。

【功能与主治】 降逆止呃。用于呃逆。

【注意事项】 置通风干燥处,防蛀。

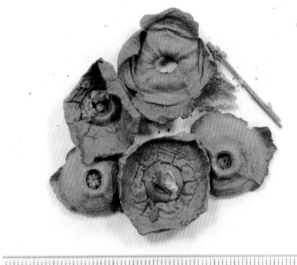

柿蒂

乌药

【来源】　本品为樟科植物乌药的干燥块根。全年均可采挖,除去细根,洗净,趁鲜切片,晒干,或直接晒干。

【饮片性状】　本品呈类圆形的薄片。外表皮黄棕色或黄褐色。切面黄白色或淡黄棕色,射线放射状,可见年轮环纹。质脆。气香,味微苦、辛,有清凉感。

【功能与主治】　行气止痛,温肾散寒。用于寒凝气滞,胸腹胀痛,气逆喘急,膀胱虚冷,遗尿尿频,疝气疼痛,经寒腹痛。

【注意事项】　置阴凉干燥处,防蛀。

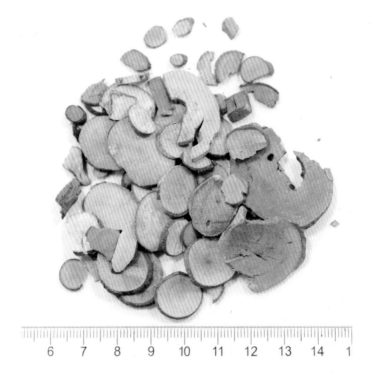

乌药

香橼

【来源】 本品为芸香科植物枸橼或香圆的干燥成熟果实。秋季果实成熟时采收,趁鲜切片,晒干或低温干燥;亦可整个或对剖两半后,晒干或低温干燥。

【饮片性状】 本品呈不规则块状或丝条状,厚 0.2～0.5 cm。外果皮黄色或黄绿色,边缘呈波状,散有凹入的油点;中果皮黄白色或淡棕黄色,有不规则的网状突起的维管束,瓤囊偶见。质柔韧。气清香,味微甜而苦辛。

【功能与主治】 疏肝理气,宽中,化痰。用于肝胃气滞,胸胁胀痛,脘腹痞满,呕吐噫气,痰多咳嗽。

【注意事项】 置阴凉干燥处,防霉,防蛀。

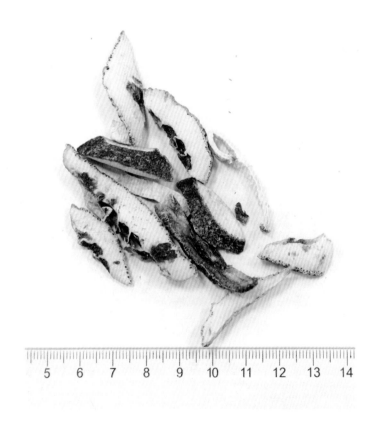

香橼

薤白

【来源】　本品为百合科植物小根蒜或薤的干燥鳞茎。夏、秋二季采挖,洗净,除去须根,蒸透或置沸水中烫透,晒干。

【饮片性状】

1.**小根蒜**　呈不规则卵圆形,高 0.5～1.5 cm,直径 0.5～1.8 cm。表面黄白色或淡黄棕色,皱缩,半透明,有类白色膜质鳞片包被,底部有突起的鳞茎盘。质硬,角质样。有蒜臭,味微辣。

2.**薤**　呈略扁的长卵形,高 1～3 cm,直径 0.3～1.2 cm。表面淡黄棕色或棕褐色,具浅纵皱纹。质较软,断面可见鳞叶 2～3 层。嚼之粘牙。

【功能与主治】　通阳散结,行气导滞。用于胸痹心痛,脘腹痞满胀痛,泻痢后重。

【注意事项】　置干燥处,防蛀。

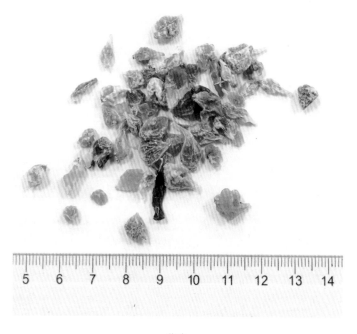

薤白

盐橘核

【来源】 本品为芸香科植物橘及其栽培变种的干燥成熟种子。果实成熟后收集,洗净,晒干。

【饮片性状】 本品形如橘核。子叶淡棕色或黄绿色,少淡绿色。气微,味微咸、苦。

【功能与主治】 理气,散结,止痛。用于疝气疼痛,睾丸肿痛,乳痈乳癖。

【注意事项】 置干燥处,防霉,防蛀。

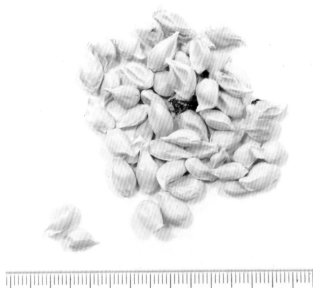

盐橘核

盐荔枝核

【来源】　本品为无患子科植物荔枝的干燥成熟种子。夏季采摘成熟果实，除去果皮和肉质假种皮，洗净，晒干。

【饮片性状】　本品呈长圆形或卵圆形，略扁，长 1.5～2.2 cm，直径 1～1.5 cm。表面棕红色或紫棕色，平滑，有光泽，略有凹陷及细波纹，一端有类圆形黄棕色的种脐，直径约 7 mm。质硬。子叶 2，棕黄色。气微，味微甘、苦、涩。

【功能与主治】　行气散结，祛寒止痛。用于寒疝腹痛，睾丸肿痛。

【注意事项】　置干燥处，防蛀。

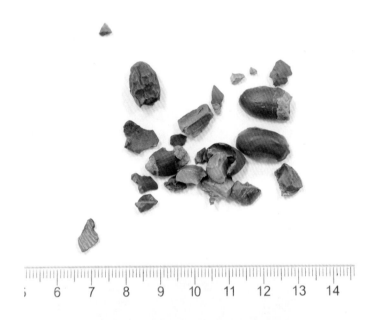

盐荔枝核

第九章　消食药

山楂

【来源】　本品为蔷薇科植物山里红或山楂的干燥成熟果实。秋季果实成熟时采收,切片,干燥。

【饮片性状】

1.**生山楂**　本品为圆形片,皱缩不平,直径 1～2.5 cm,厚 0.2～0.4 cm。外皮红色,具皱纹,有灰白色小斑点。果肉深黄色至浅棕色。中部横切片具 5 粒浅黄色果核,但核多脱落而中空。有的片上可见短而细的果梗或花萼残迹。气微清香,味酸、微甜。

2.**焦山楂**　形如山楂片,表面焦褐色,内部黄褐色。有焦香气。

【功能与主治】　生山楂消食健胃,行气散瘀,化浊降脂。用于肉食积滞,胃脘胀满,泻痢腹痛,瘀血经闭,产后瘀阻,心腹刺痛,胸痹心痛,疝气疼痛,高脂血症。焦山楂消食导滞作用增强。用于肉食积滞,泻痢不爽。

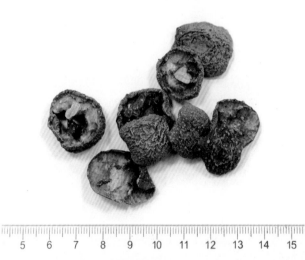

生山楂

144

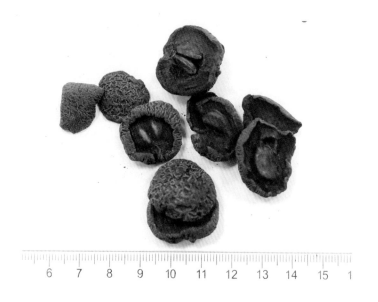

焦山楂

麦芽

【来源】　本品为禾本科植物大麦的成熟果实经发芽干燥的炮制加工品。将麦粒用水浸泡后,保持适宜的温度和湿度,待幼芽长至约 5 mm 时,晒干或低温干燥。

【饮片性状】

1.**生麦芽**　本品呈梭形,长 8～12 mm,直径 3～4 mm。表面淡黄色,背面为外稃包围,具 5 脉;腹面为内稃包围。除去内外稃后,腹面有一条纵沟;基部胚根处生出幼芽和须根,幼芽呈披针状条形,长约 5 mm。须根数条,纤细而弯曲。质硬,断面白色,粉性。气微,味微甘。

2.**炒麦芽**　形如麦芽,表面棕黄色,偶有焦斑。有香气,味微苦。

【功能与主治】　行气消食,健脾开胃,回乳消胀。用于食积不消,脘腹胀痛,脾虚食少,乳汁郁积,乳房胀痛,妇女断乳,肝郁胁痛,肝胃气痛。生麦芽健脾和胃,疏肝行气。用于脾虚食少,乳汁郁积。炒麦芽行气消食回乳。用于食积不消,妇女断乳。焦麦芽消食化滞。用于食积不消,脘腹胀痛。

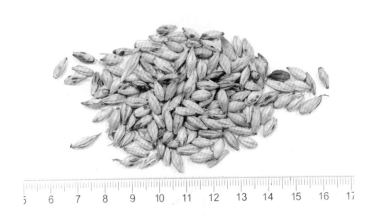

炒麦芽

稻芽

【来源】 本品为禾本科植物稻的成熟果实经发芽干燥的炮制加工品。将稻谷用水浸泡后,保持适宜的温度和湿度,待须根长至约 1 cm 时,干燥。

【饮片性状】 本品呈扁长椭圆形,两端略尖,长 7～9 mm,直径约 3 mm。外稃黄色,有白色细茸毛,具 5 脉。一端有 2 枚对称的白色条形浆片,长 2～3 mm,于一个浆片内侧伸出弯曲的须根 1～3 条,长 0.5～1.2 cm。质硬,断面白色,粉性。气微,味淡。炒稻芽颜色为深黄色。

【功能与主治】 消食和中,健脾开胃。用于食积不消,腹胀口臭,脾胃虚弱,不饥食少。炒稻芽偏于消食。用于不饥食少。焦稻芽善化积滞。用于积滞不消。

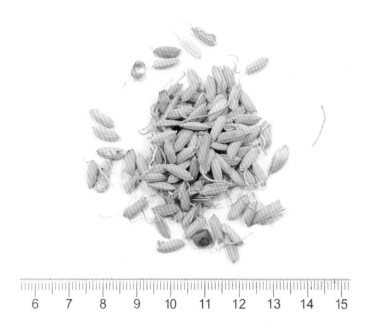

炒稻芽

谷芽

【来源】　本品为禾本科植物粟的成熟果实经发芽干燥的炮制加工品。将粟谷用水浸泡后,保持适宜的温度和湿度,待须根长至约 6 mm 时,晒干或低温干燥。

【饮片性状】

1.**生谷芽**　本品呈类圆球形,直径约 2 mm,顶端钝圆,基部略尖。外壳为革质的稃片,淡黄色,具点状皱纹,下端有初生的细须根,长 3～6 mm,剥去稃片,内含淡黄色或黄白色颖果(小米)1 粒。气微,味微甘。

2.**炒谷芽**　本品形如谷芽,表面深黄色。有香气,味微苦。

3.**焦谷芽**　本品形如谷芽,表面焦褐色。有焦香气。

【功能与主治】　消食和中,健脾开胃。用于食积不消,腹胀口臭,脾胃虚弱,不饥食少。炒谷芽偏于消食。用于不饥食少。焦谷芽善化积滞。用于积滞不消。

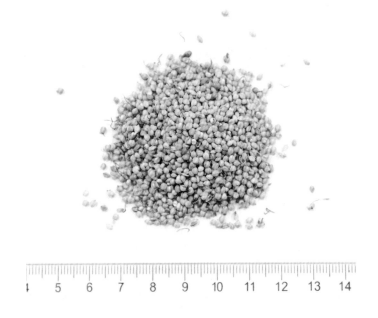

炒谷芽

鸡内金

【来源】 本品为雉科动物家鸡的干燥沙囊内壁。杀鸡后,取出鸡肫,立即剥下内壁,洗净,干燥。

【饮片性状】 本品为不规则卷片,厚约 2 mm。表面黄色、黄绿色或黄褐色,薄而半透明,具明显的条状皱纹。质脆,易碎,断面角质样,有光泽。气微腥,味微苦。

【功能与主治】 健胃消食,涩精止遗,通淋化石。用于食积不消,呕吐泻痢,小儿疳积,遗尿,遗精,石淋涩痛,胆胀胁痛。

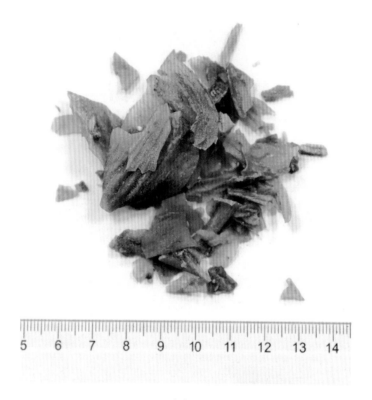

鸡内金

第十章　驱虫药

使君子

【来源】　本品为使君子科植物使君子的干燥成熟果实。秋季果皮变紫黑色时采收，除去杂质，干燥。

【饮片性状】　本品呈长椭圆形或纺锤形，长约 2 cm，直径约 1 cm。表面棕褐色或黑褐色，种皮脱落处为黄白色，有多数纵皱纹。种皮薄，易剥离，子叶 2，黄白色，有油性，断面有裂隙。气微香，味微甜。

【功能与主治】　杀虫消积。用于蛔虫病，蛲虫病，虫积腹痛，小儿疳积。

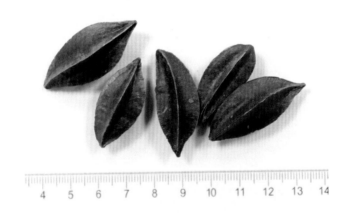

使君子

槟榔

【来源】　本品为棕榈科植物槟榔的干燥成熟种子。春末至秋初采收成熟果实，用水煮后，干燥，除去果皮，取出种子，干燥。

【饮片性状】

1.**槟榔**　本品呈类圆形的薄片。切面可见棕色种皮与白色胚乳相间的大理石样花纹。气微,味涩、微苦。

2.**焦槟榔**　本品呈类圆形的薄片,直径 1.5～3 cm,厚 1～2 mm。表面焦黄色,可见大理石样花纹。质脆,易碎。气微,味涩、微苦。

【功能与主治】　杀虫,消积,行气,利水,截疟。用于绦虫病,蛔虫病,姜片虫病,虫积腹痛,积滞泻痢,里急后重,水肿脚气,疟疾。

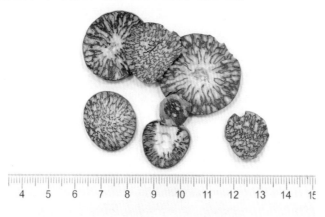

槟榔

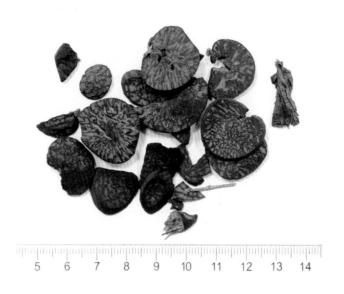

焦槟榔

榧子

【来源】 本品为红豆杉科植物榧的干燥成熟种子。秋季种子成熟时采收，除去肉质假种皮，洗净，晒干。

【饮片性状】 本品呈卵圆形或长卵圆形，长 2～3.5 cm，直径 1.3～2 cm。表面灰黄色或淡黄棕色，有纵皱纹，一端钝圆，可见椭圆形的种脐，另端稍尖。种皮质硬，厚约 1 mm。种仁表面皱缩，外胚乳灰褐色，膜质；内胚乳黄白色，肥大，富油性。气微，味微甜而涩。

【功能与主治】 杀虫消积，润肺止咳，润燥通便。用于钩虫病，蛔虫病，绦虫病，虫积腹痛，小儿疳积，肺燥咳嗽，大便秘结。

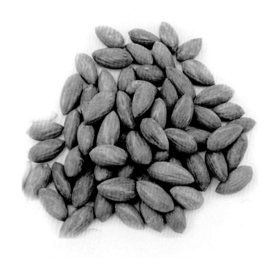

榧子

第十一章　止血药

小蓟

【来源】　本品为菊科植物刺儿菜的干燥地上部分。夏、秋二季花开时采割,除去杂质,晒干。

【性状】　本品呈不规则的段。茎呈圆柱形,表面灰绿色或带紫色,具纵棱和白色柔毛。切面中空。叶片多皱缩或破碎,叶齿尖具针刺;两面均具白色柔毛。头状花序,总苞钟状;花紫红色。气微,味苦。

【功能与主治】　凉血止血,散瘀解毒消痈。用于衄血,吐血,尿血,血淋,便血,崩漏,外伤出血,痈肿疮毒。

【注意事项】　置通风干燥处。

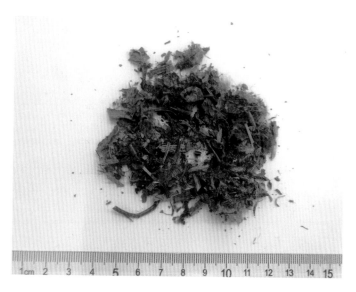

小蓟

地榆

【来源】 本品为蔷薇科植物地榆或长叶地榆的干燥根,后者习称"绵地榆"。春季将发芽时或秋季植株枯萎后采挖,除去须根,洗净,干燥,或趁鲜切片,干燥。

【饮片性状】 本品呈不规则的类圆形片或斜切片。外表皮灰褐色至深褐色。切面较平坦,粉红色、淡黄色或黄棕色,木部略呈放射状排列;或皮部有多数黄棕色绵状纤维。气微,味微苦涩。

【功能与主治】 凉血止血,解毒敛疮。用于便血,痔血,血痢,崩漏,水火烫伤,痈肿疮毒。

【注意事项】 置通风干燥处,防蛀。

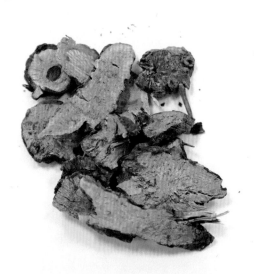

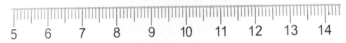

地榆

154

槐花

【来源】 本品为豆科植物槐的干燥花及花蕾。夏季花开放或花蕾形成时采收,及时干燥,除去枝、梗及杂质。前者习称"槐花",后者习称"槐米"。

【饮片性状】 本品皱缩而卷曲,花瓣多散落。颜色黄色或黄白色,体轻。气微,味微苦。槐米呈卵形或椭圆形,长 2～6 mm,直径约 2 mm。体轻,手捻即碎。气微,味微苦涩。

【功能与主治】 凉血止血,清肝泻火。用于便血,痔血,血痢,崩漏,吐血,衄血,肝热目赤,头痛眩晕。

【注意事项】 置干燥处,防潮,防蛀。

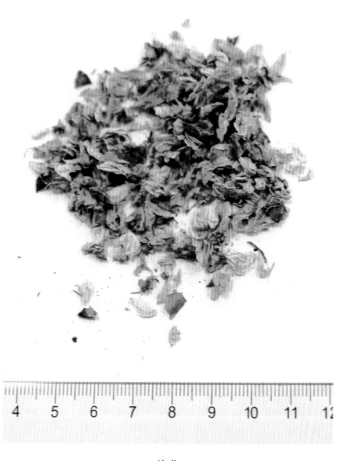

槐花

槐角

【来源】 本品为豆科植物槐的干燥成熟果实。冬季采收,除去杂质,干燥。

【饮片性状】 本品呈连珠状,长1～6 cm,直径0.6～1 cm。表面黄绿色或黄褐色,皱缩而粗糙,背缝线一侧呈黄色。质柔润,干燥皱缩,易在收缩处折断,断面黄绿色,有黏性。种子1～6粒,肾形,长约8 mm,表面光滑,棕黑色,一侧有灰白色圆形种脐;质坚硬,果肉气微,味苦,种子嚼之有豆腥气。

【功能与主治】 清热泻火,凉血止血。用于肠热便血,痔肿出血,肝热头痛,眩晕目赤。

【注意事项】 置通风干燥处,防蛀。

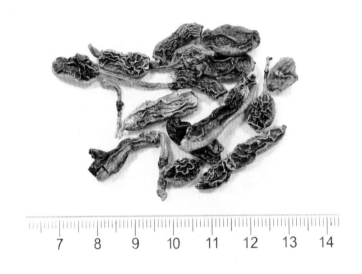

槐角

白茅根

【来源】 本品为禾本科植物白茅的干燥根茎。春、秋二季采挖,洗净,晒干,除去须根和膜质叶鞘,捆成小把。

【饮片性状】 本品呈长圆柱形的段,表面黄白色或淡黄色,微有光泽,具纵皱纹,有的可见隆起的节,切面皮部白色,多有裂隙,放射状排列,中柱淡黄色,易与皮部剥离。气微,味微甜。

【功能与主治】 凉血止血,清热利尿。用于血热吐血,衄血,尿血,热病烦渴,湿热黄疸,水肿尿少,热淋涩痛。

【注意事项】 置干燥处。

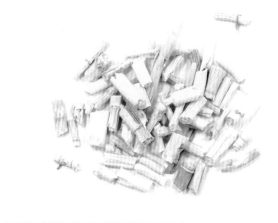

白茅根

茜草

【来源】 本品为茜草科植物茜草的干燥根和根茎。春、秋二季采挖,除去泥沙,干燥。

【饮片性状】

1.**茜草** 本品呈不规则的厚片或段。根呈圆柱形,外表皮红棕色或暗棕色,具细纵纹;皮部脱落处呈黄红色。切面皮部狭,紫红色,木部宽广,浅黄红色,导管孔多数。气微,味微苦,久嚼刺舌。

2.**茜草炭** 形如茜草片或段,表面黑褐色,内部棕褐色。气微,味苦、涩。

【功能与主治】 凉血,祛瘀,止血,通经。用于吐血,衄血,崩漏,外伤出血,

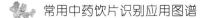

瘀阻经闭,关节痹痛,跌扑肿痛。

【注意事项】 置干燥处。

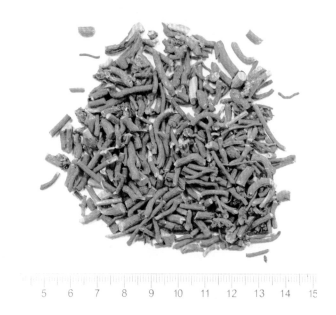

茜草

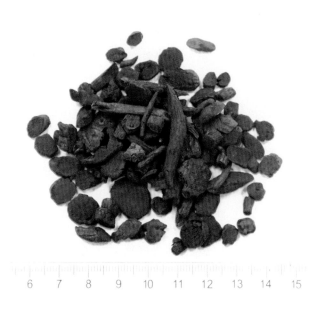

茜草炭

蒲黄

【来源】　本品为香蒲科植物水烛香蒲、东方香蒲或同属植物的干燥花粉。夏季采收蒲棒上部的黄色雄花序,晒干后碾轧,筛取花粉。

【饮片性状】

1.**蒲黄**　本品为黄色粉末。体轻,放水中则飘浮水面。手捻有滑腻感,易附着手指上。气微,味淡。

2.**蒲黄炭**　形如蒲黄,表面棕褐色或黑褐色。具焦香气,味微苦、涩。

【功能与主治】　止血,化瘀,通淋。用于吐血,衄血,咯血,崩漏,外伤出血,经闭痛经,胸腹刺痛,跌扑肿痛,血淋涩痛。

【注意事项】　孕妇慎用。

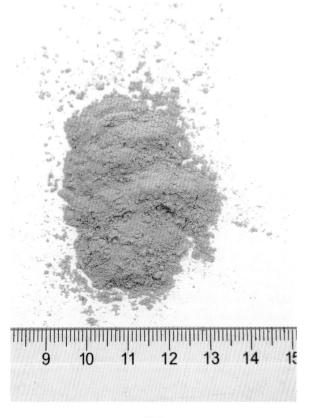

蒲黄

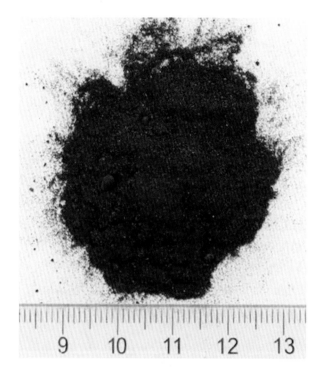

蒲黄炭

白及

【来源】 本品为兰科植物白及的干燥块茎。夏、秋二季采挖,除去须根,洗净,置沸水中煮或蒸至无白心,晒至半干,除去外皮,晒干。

【饮片性状】 本品呈不规则的薄片,外表皮灰白色至灰棕色,或黄白色,切面类白色至黄白色,角质样,半透明,维管束小点状,散生。质脆。气微,味苦,嚼之有黏性。

【功能与主治】 收敛止血,消肿生肌。用于咯血,吐血,外伤出血,疮疡肿毒,皮肤皲裂。

【注意事项】 不宜与川乌、制川乌、草乌、制草乌、附子同用。

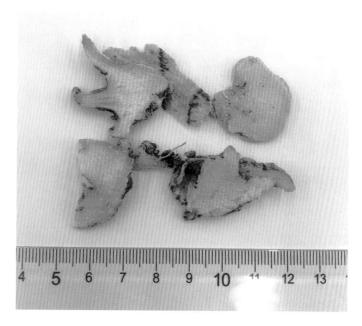

白及

仙鹤草

【来源】 本品为蔷薇科植物龙芽草的干燥地上部分。夏、秋二季茎叶茂盛时采割,除去杂质,干燥。

【饮片性状】 本品呈不规则的段,茎多数方柱形,有纵沟和棱线,有节。切面中空。叶多破碎,暗绿色,边缘有锯齿;托叶抱茎。有时可见黄色花或带钩刺的果实。气微,味微苦。

【功能与主治】 收敛止血,截疟,止痢,解毒,补虚。用于咯血,吐血,崩漏下血,疟疾,血痢,痈肿疮毒,阴痒带下,脱力劳伤。

【注意事项】 置通风干燥处。

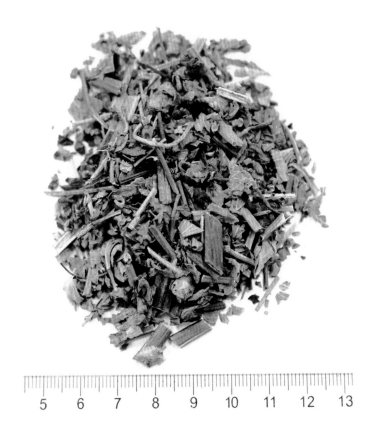

仙鹤草

血余炭

【来源】 本品为人发制成的炭化物。取头发,除去杂质,碱水洗去油垢,清水漂净,晒干,焖煅成炭,放凉。

【饮片性状】 本品呈不规则的块状,乌黑光亮,有多数细孔。体轻,质脆。用火烧之有焦发气,味苦。

【功能与主治】 收敛止血,化瘀,利尿。用于吐血,咯血,衄血,血淋,尿血,便血,崩漏,外伤出血,小便不利。

【注意事项】 置干燥处。

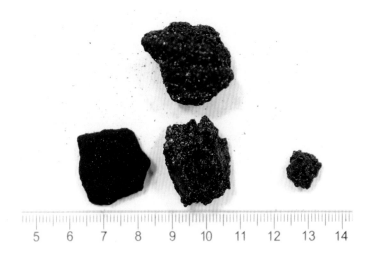

血余炭

藕节

【来源】　本品为睡莲科植物莲的干燥根茎节部。秋、冬二季采挖根茎（藕），切取节部，洗净，晒干，除去须根。

【饮片性状】

1.**藕节**　本品呈短圆柱形，中部稍膨大，长1～4 cm，直径约2 cm。表面灰黄色至灰棕色，有残存的须根和须根痕，偶见暗红棕色的鳞叶残基。两端有残留的藕，表面皱缩有纵纹。质硬，断面有多数类圆形的孔。气微，味微甘、涩。

2.**藕节炭**　形如藕节，表面黑褐色或焦黑色，内部黄褐色或棕褐色。断面可见多数类圆形的孔。气微，味微甘、涩。

【功能与主治】　收敛止血，化瘀。用于吐血，咯血，衄血，尿血，崩漏。

【注意事项】　置干燥处，防潮，防蛀。

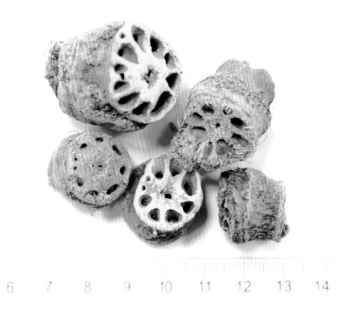

藕节

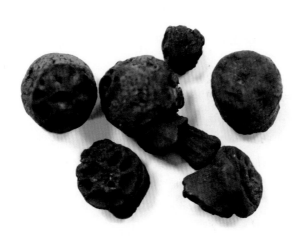

藕节炭

艾叶

【来源】 本品为菊科植物艾的干燥叶。夏季花未开时采摘,除去杂质,晒干。

【饮片性状】 本品多皱缩,破碎,有短柄。完整叶片展平后呈卵状椭圆形,羽状深裂,裂片椭圆状披针形,边缘有不规则的粗锯齿;上表面灰绿色或深黄绿色,有稀疏的柔毛和腺点;下表面密生灰白色绒毛。质柔软。气清香,味苦。

【功能与主治】 温经止血,散寒止痛;外用祛湿止痒。用于吐血,衄血,崩漏,月经过多,胎漏下血,少腹冷痛,经寒不调,宫冷不孕;外治皮肤瘙痒。醋艾炭温经止血,用于虚寒性出血。

【注意事项】 置阴凉干燥处。

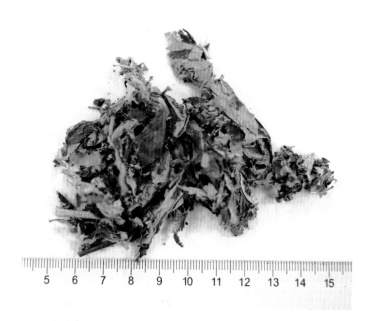

艾叶

炮姜

【来源】 本品为干姜的炮制加工品。

【饮片性状】 本品呈不规则膨胀的块状,具指状分枝。表面棕黑色或棕褐色。质轻泡,断面边缘处显棕黑色,中心棕黄色,细颗粒性,维管束散在。气香特异,味微辛、辣。

【功能与主治】 温经止血,温中止痛。用于阳虚失血,吐衄崩漏,脾胃虚寒,腹痛吐泻。

【注意事项】 置阴凉干燥处,防蛀。

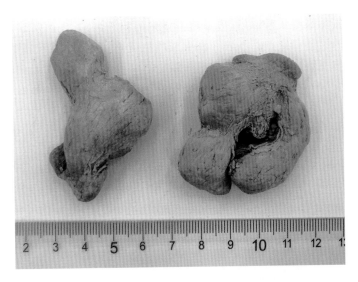

炮姜

侧柏叶

【来源】 本品为柏科植物侧柏的干燥枝梢和叶。多在夏、秋二季采收,阴干。

【饮片性状】

1.侧柏叶 本品多分枝,小枝扁平。叶细小鳞片状,交互对生,贴伏于枝上,深绿色或黄绿色。质脆,易折断。气清香,味苦涩、微辛。

2.侧柏叶炭 形如侧柏叶,表面黑褐色。质脆,易折断,断面焦黄色。气香,味微苦涩。

【功能与主治】 凉血止血,化痰止咳,生发乌发。用于吐血,衄血,咯血,便血,崩漏下血,肺热咳嗽,血热脱发,须发早白。

【注意事项】 置干燥处。

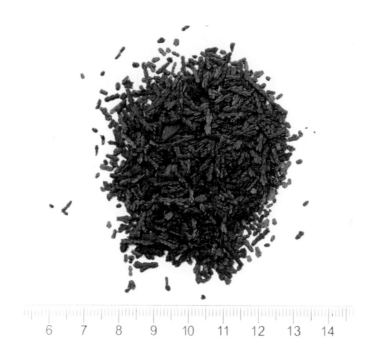

侧柏叶炭

第十二章　活血化瘀药

川芎

【来源】　本品为伞形科植物川芎的干燥根茎。夏季当茎上的节盘显著突出，并略带紫色时采挖，除去泥沙，晒后烘干，再去须根。

【饮片性状】　本品呈不规则的厚片，外表皮灰褐色或褐色，有皱缩纹。切面黄白色或灰黄色，具有明显波状环纹或多角形纹理，散生黄棕色油点。质坚实，气浓香，味苦、辛、甜。

【功能与主治】　活血行气，祛风止痛。用于胸痹心痛，胸胁刺痛，跌扑肿痛，月经不调，经闭痛经，癥瘕腹痛，头痛，风湿痹痛。

【注意事项】　置阴凉干燥处，防蛀。

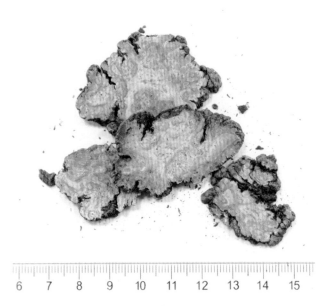

川芎

延胡索

【来源】　本品为罂粟科植物延胡索的干燥块茎。夏初茎叶枯萎时采挖，除去须根，洗净，置沸水中煮或蒸至恰无白心时取出，晒干。

【饮片性状】　本品呈不规则的圆形厚片。外表皮黄色或黄褐色，有不规则细皱纹。切面或断面黄色，角质样，具蜡样光泽。气微，味苦。

【功能与主治】　活血，行气，止痛。用于胸胁、脘腹疼痛，胸痹心痛，经闭痛经，产后瘀阻，跌扑肿痛。

【注意事项】　置干燥处，防蛀。

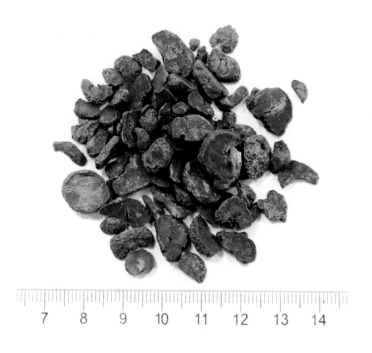

延胡索

降香

【来源】　本品为豆科植物降香檀树干和根的干燥心材。全年均可采收,除去边材,阴干。

【饮片性状】　本品呈类圆柱形或不规则的块状。表面紫红色或红褐色,切面有致密的纹理。质硬,有油性。气微香,味微苦。

【功能与主治】　化瘀止血,理气止痛。用于吐血,衄血,外伤出血,肝郁胁痛,胸痹刺痛,跌扑伤痛,呕吐腹痛。

【注意事项】　置阴凉干燥处。

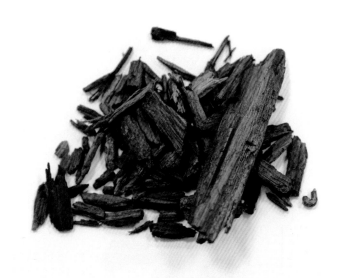

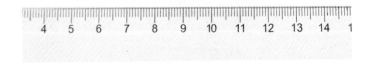

降香

丹参

【来源】 本品为唇形科植物丹参的干燥根和根茎。春、秋二季采挖,除去泥沙,干燥。

【饮片性状】 本品呈类圆形或椭圆形的厚片。外表皮棕红色或暗棕红色,粗糙,具纵皱纹。切面有裂隙或略平整而致密,有的呈角质样,皮部棕红色,木部灰黄色或紫褐色,有黄白色放射状纹理。气微,味微苦涩。

【功能与主治】 活血祛瘀,通经止痛,清心除烦,凉血消痈。用于胸痹心痛,脘腹胁痛,癥瘕积聚,热痹疼痛,心烦不眠,月经不调,痛经经闭,疮疡肿痛。

【注意事项】 置干燥处。

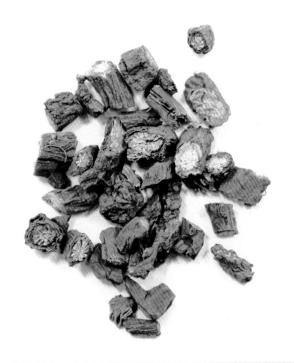

丹参

红花

【来源】　本品为菊科植物红花的干燥花。夏季花由黄变红时采摘,阴干或晒干。

【饮片性状】　本品为不带子房的管状花,长1～2 cm。表面红黄色或红色。花冠筒细长,先端5裂,裂片呈狭条形,长5～8 mm;雄蕊5,花药聚合成筒状,黄白色;柱头长圆柱形,顶端微分叉。质柔软。气微香,味微苦。

【功能与主治】　活血通经,散瘀止痛。用于经闭,痛经,恶露不行,癥瘕痞块,胸痹心痛,瘀滞腹痛,胸胁刺痛,跌扑损伤,疮疡肿痛。

【注意事项】　置阴凉干燥处,防潮,防蛀。

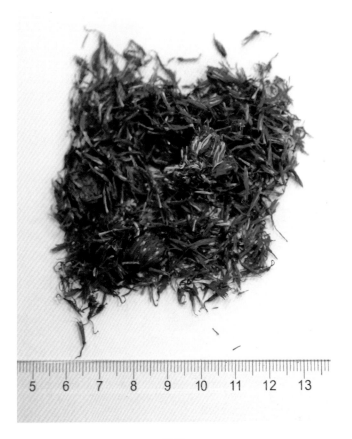

红花

益母草

【来源】 本品为唇形科植物益母草的新鲜或干燥地上部分。鲜品春季幼苗期至初夏花前期采割;干品夏季茎叶茂盛、花未开或初开时采割,晒干,或切段晒干。

【饮片性状】 本品呈不规则的段。茎方形,四面凹下成纵沟,灰绿色或黄绿色。切面中部有白髓。叶片灰绿色,多皱缩、破碎。轮伞花序腋生,花黄棕色,花萼筒状,花冠二唇形。气微,味微苦。

【功能与主治】 活血调经,利尿消肿,清热解毒。用于月经不调,痛经经闭,恶露不尽,水肿尿少,疮疡肿毒。

【注意事项】 孕妇慎用。

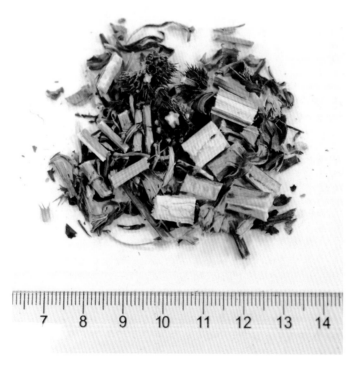

益母草

泽兰

【来源】 本品为唇形科植物毛叶地瓜儿苗的干燥地上部分。夏、秋二季茎叶茂盛时采割,晒干。

【饮片性状】 本品呈不规则的段。茎方柱形,四面均有浅纵沟,表面黄绿色或带紫色,节处紫色明显,有白色茸毛。切面黄白色,中空。叶多破碎,展平后呈披针形或长圆形,边缘有锯齿。有时可见轮伞花序。气微,味淡。

【功能与主治】 活血调经,祛瘀消痈,利水消肿。用于月经不调,经闭,痛经,产后瘀血腹痛,疮痈肿毒,水肿腹水。

【注意事项】 置通风干燥处。

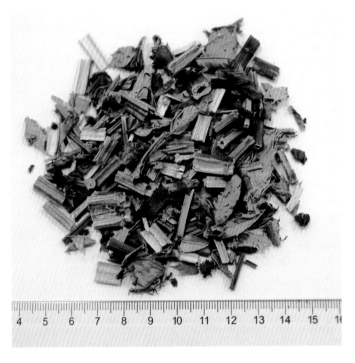

泽兰

174

牛膝

【来源】　本品为苋科植物牛膝的干燥根。冬季茎叶枯萎时采挖,除去须根和泥沙,捆成小把,晒至干皱后,将顶端切齐,晒干。

【饮片性状】　本品呈圆柱形的段。外表皮灰黄色或淡棕色,有微细的纵皱纹及横长皮孔。质硬脆,易折断,受潮变软。切面平坦,淡棕色或棕色,略呈角质样而油润,中心维管束木部较大,黄白色,其外围散有多数黄白色点状维管束,断续排列成2～4轮。气微,味微甜而稍苦涩。

【功能与主治】　逐瘀通经,补肝肾,强筋骨,利尿通淋,引血下行。用于经闭,痛经,腰膝酸痛,筋骨无力,淋证,水肿,头痛,眩晕,牙痛,口疮,吐血,衄血。

【注意事项】　置阴凉干燥处,防潮。

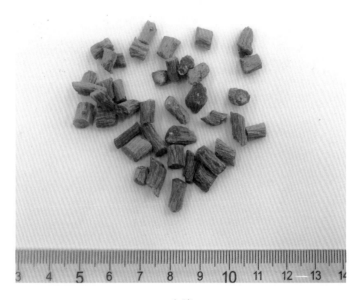

牛膝

鸡血藤

【来源】 本品为豆科植物密花豆的干燥藤茎。秋、冬二季采收,除去枝叶,切片,晒干。

【饮片性状】 本品为椭圆形、长矩圆形或不规则的斜切片,厚 0.3～1 cm。栓皮灰棕色,有的可见灰白色斑,栓皮脱落处显红棕色。质坚硬。切面木部红棕色或棕色,导管孔多数;韧皮部有树脂状分泌物呈红棕色至黑棕色,与木部相间排列呈数个同心性椭圆形环或偏心性半圆形环;髓部偏向一侧。气微,味涩。

【功能与主治】 活血补血,调经止痛,舒筋活络。用于月经不调,痛经,经闭,风湿痹痛,麻木瘫痪,血虚萎黄。

【注意事项】 置通风干燥处,防霉,防蛀。

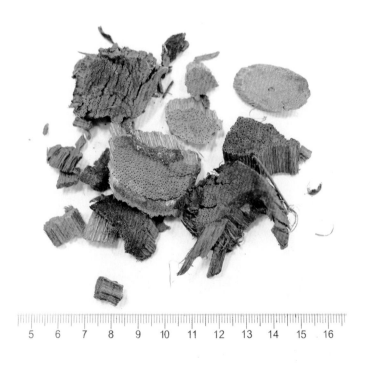

鸡血藤

凌霄花

【来源】　本品为紫葳科植物凌霄或美洲凌霄的干燥花。夏、秋二季花盛开时采摘,干燥。

【饮片性状】　本品多皱缩卷曲,黄褐色或棕褐色,完整花朵长 4～5 cm。萼筒钟状,长 2～2.5 cm,裂片 5,裂至中部,萼筒基部至萼齿尖有 5 条纵棱。花冠先端 5 裂,裂片半圆形,下部联合呈漏斗状,表面可见细脉纹,内表面较明显。雄蕊 4,着生在花冠上,2 长 2 短,花药"个"字形,花柱 1,柱头扁平。气清香,味微苦、酸。美洲凌霄完整花朵长 6～7 cm。萼筒长 1.5～2 cm,硬革质,先端 5 齿裂,裂片短三角状,长约为萼筒的 1/3,萼筒外无明显的纵棱;花冠内表面具明显的深棕色脉纹。

【功能与主治】　活血通经,凉血祛风。用于月经不调,经闭癥瘕,产后乳肿,风疹发红,皮肤瘙痒,痤疮。

【注意事项】　孕妇慎用。置通风干燥处,防潮。

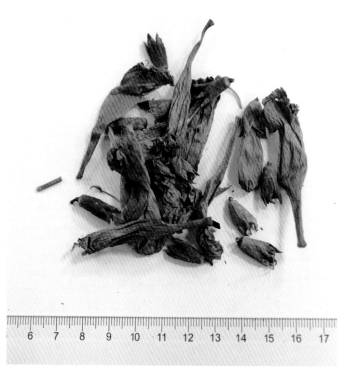

凌霄花

土鳖虫

【来源】 本品为鳖蠊科昆虫地鳖或冀地鳖的雌虫干燥体。捕捉后,置沸水中烫死,晒干或烘干。

【饮片性状】 本品呈扁平卵形,长 1.3～3 cm,宽 1.2～2.4 cm。前端较窄,后端较宽,背部紫褐色,具光泽,无翅。前胸背板较发达,盖住头部;腹背板 9节,呈覆瓦状排列。腹面红棕色,头部较小,有丝状触角 1 对,常脱落;胸部有足3 对,具细毛和刺。腹部有横环节。质松脆,易碎。气腥臭,味微咸。

【功能与主治】 破血逐瘀,续筋接骨。用于跌打损伤,筋伤骨折,血瘀经闭,产后瘀阻腹痛,癥瘕痞块。

【注意事项】 孕妇禁用。置通风干燥处,防蛀。

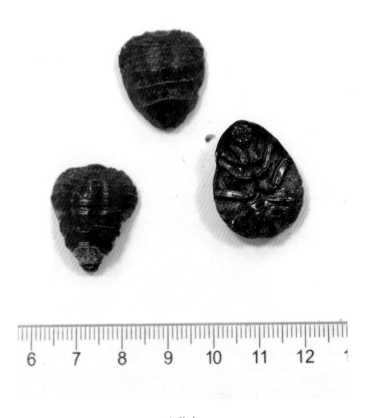

土鳖虫

苏木

【来源】　本品为豆科植物苏木的干燥心材。多于秋季采伐,除去白色边材,干燥。

【饮片性状】　本品呈细条状、不规则片状,或为粗粉。片、条表面黄红色至棕红色,常见纵向纹理。质坚硬。有的可见暗棕色、质松、带亮星的髓部。气微,味微涩。

【功能与主治】　活血祛瘀,消肿止痛。用于跌打损伤,骨折筋伤,瘀滞肿痛,经闭痛经,产后瘀阻,胸腹刺痛,痈疽肿痛。

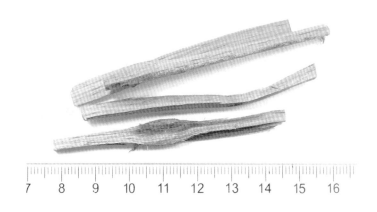

苏木

儿茶

【来源】　本品为豆科植物儿茶的去皮枝、干的干燥煎膏。冬季采收枝、干,除去外皮,砍成大块,加水煎煮,浓缩,干燥。

【饮片性状】　本品呈方形或不规则块状,大小不一。表面棕褐色或黑褐色,光滑而稍有光泽。质硬,易碎,断面不整齐,具光泽,有细孔,遇潮有黏性。气微,味涩、苦,略回甜。

【功能与主治】　活血止痛,止血生肌,收湿敛疮,清肺化痰。用于跌扑伤

179

痛,外伤出血,吐血衄血,疮疡不敛,湿疹、湿疮,肺热咳嗽。

【注意事项】 置干燥处,防潮。

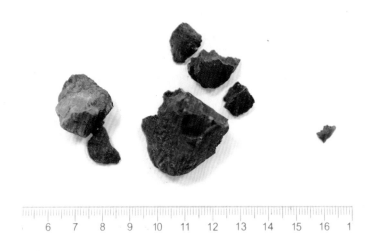

儿茶

三棱

【来源】 本品为黑三棱科植物黑三棱的干燥块茎。冬季至次年春采挖,洗净,削去外皮,晒干。

【饮片性状】 本品呈类圆形的薄片。外表皮灰棕色。切面灰白色或黄白色,粗糙,有多数明显的细筋脉点。气微,味淡,嚼之微有麻辣感。

【功能与主治】 破血行气,消积止痛。用于癥瘕痞块,痛经,瘀血经闭,胸痹心痛,食积胀痛。

【注意事项】 孕妇禁用。不宜与芒硝、玄明粉同用。置通风干燥处,防蛀。

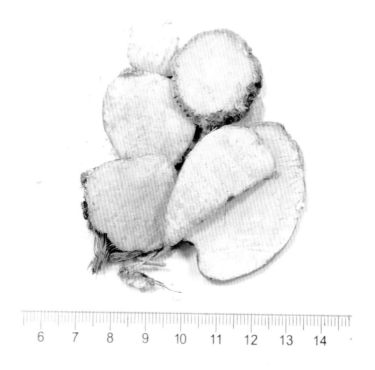

三棱

莪术

【来源】　本品为姜科植物蓬莪术、广西莪术或温郁金的干燥根茎,后者习称"温莪术"。冬季茎叶枯萎后采挖,洗净,蒸或煮至透心,晒干或低温干燥后除去须根和杂质。

【饮片性状】　本品呈类圆形或椭圆形的厚片。外表皮灰黄色或灰棕色,有时可见环节或须根痕。切面黄绿色、黄棕色或棕褐色,内皮层环纹明显,散在"筋脉"小点。气微香,味微苦而辛。醋莪术颜色灰棕色,角质样,微有醋香气。

【功能与主治】　行气破血,消积止痛。用于癥瘕痞块,瘀血经闭,胸痹心痛,食积胀痛。

【注意事项】孕妇禁用。

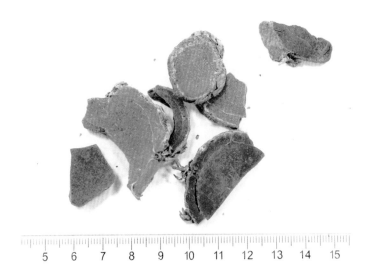

醋莪术

第十三章　化痰止咳平喘药

半夏

【来源】　本品为天南星科植物半夏的干燥块茎。夏、秋二季采挖,洗净,除去外皮和须根,晒干。

【饮片性状】

1.**生半夏**　本品呈类球形,有的稍偏斜,直径 0.7～1.6 cm。表面白色或浅黄色,顶端有凹陷的茎痕,周围密布麻点状根痕;下面钝圆,较光滑。质坚实,断面洁白,富粉性。气微,味辛辣、麻舌而刺喉。

2.**法半夏**　本品呈类球形或破碎成不规则颗粒状。表面淡黄白色、黄色或棕黄色。质较松脆或硬脆,断面黄色或淡黄色,颗粒者质稍硬脆。气微,味淡略甘,微有麻舌感。

3.**姜半夏**　本品呈片状、不规则颗粒状或类球形。表面棕色至棕褐色。质硬脆,断面淡黄棕色,常具角质样光泽。气微香,味淡,微有麻舌感,嚼之略粘牙。

4.**清半夏**　本品呈椭圆形、类圆形或不规则的片。切面淡灰色至灰白色或黄白色至黄棕色,可见灰白色点状或短线状维管束迹,有的残留栓皮处下方显淡紫红色斑纹。质脆,易折断,断面略呈粉性或角质样。气微,味微涩,微有麻舌感。

【功能与主治】　燥湿化痰,降逆止呕,消痞散结。用于湿痰寒痰,咳喘痰多,痰饮眩悸,风痰眩晕,痰厥头痛,呕吐反胃,胸脘痞闷,梅核气;外治痈肿痰核。法半夏、清半夏长于燥湿化痰;姜半夏长于温中化痰,降逆止呕。

【注意事项】　内服宜炮制后使用;不宜与川乌、制川乌、草乌、制草乌、附子同用。

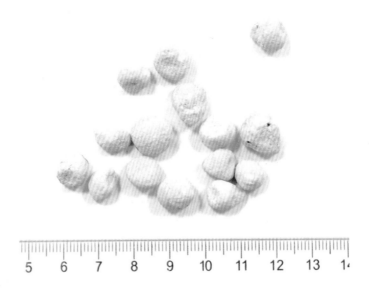

法半夏

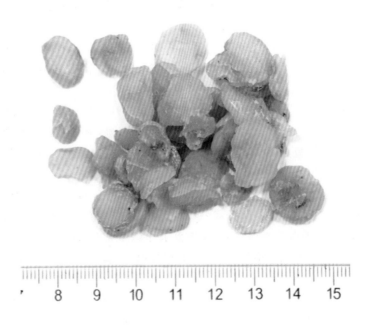

姜半夏

大皂角

【来源】 本品为豆科植物皂荚的干燥成熟果实。秋季果实成熟时采摘,晒干。

【饮片性状】 本品呈扁长的剑鞘状,有的略弯曲,长15～40 cm,宽2～5 cm,厚0.2～1.5 cm。表面棕褐色或紫褐色,被灰色粉霜,擦去后有光泽,种子所在处隆起。基部渐窄而弯曲,有短果柄或果柄痕,两侧有明显的纵棱线。质硬,摇之有声,易折断,断面黄色,纤维性。种子多数,扁椭圆形,黄棕色至棕褐色,光滑。气特异,有刺激性,味辛辣。

【功能与主治】 祛痰开窍,散结消肿。用于中风口噤,昏迷不醒,癫痫痰盛,关窍不通,喉痹痰阻,顽痰喘咳,咳痰不爽,大便燥结;外治痈肿。

【注意事项】 孕妇及咯血、吐血患者忌服。

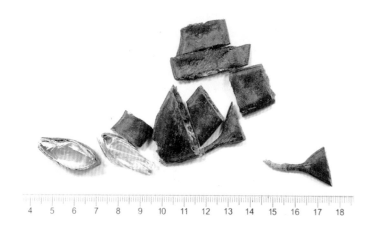

大皂角

皂角刺

【来源】 本品为豆科植物皂荚的干燥棘刺。全年均可采收,干燥,或趁鲜切片,干燥。

【饮片性状】 本品为主刺和1～2次分枝的棘刺。主刺长圆锥形,长

3～15 cm或更长,直径 0.3～1 cm;分枝刺长 1～6 cm,刺端锐尖。表面紫棕色或棕褐色。体轻,质坚硬,不易折断。切片厚 0.1～0.3 cm,常带有尖细的刺端;木部黄白色,髓部疏松,淡红棕色;质脆,易折断。气微,味淡。

【功能与主治】 消肿托毒,排脓,杀虫。用于痈疽初起或脓成不溃;外治疥癣麻风。

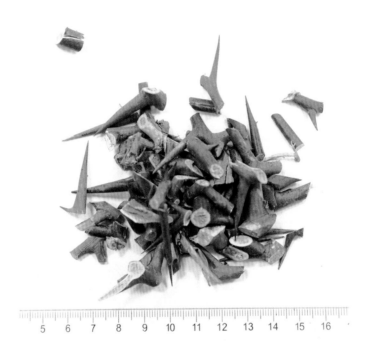

皂角刺

旋覆花

【来源】 本品为菊科植物旋覆花或欧亚旋覆花的干燥头状花序。夏、秋二季花开放时采收,除去杂质,阴干或晒干。

【饮片性状】 本品呈扁球形或类球形,直径 1～2 cm。总苞由多数苞片组成,呈覆瓦状排列,苞片披针形或条形,灰黄色,长 4～11 mm;总苞基部有时残留花梗,苞片及花梗表面被白色茸毛,舌状花 1 列,黄色,长约 1 cm,多卷曲,常脱落,先端 3 齿裂;管状花多数,棕黄色,长约 5 mm,先端 5 齿裂;子房顶端有多数白色冠毛,长 5～6 mm。有的可见椭圆形小瘦果。体轻,易散碎。气微,味

186

微苦。

【功能与主治】　降气,消痰,行水,止呕。用于风寒咳嗽,痰饮蓄结,胸膈痞闷,喘咳痰多,呕吐噫气,心下痞硬。

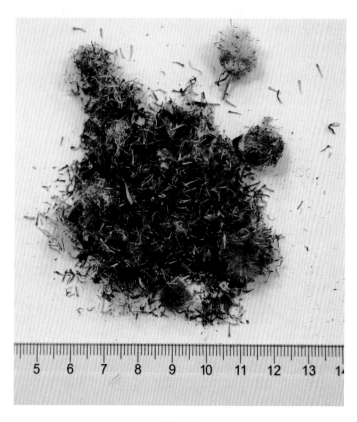

旋覆花

白前

【来源】　本品为萝摩科植物柳叶白前或芫花叶白前的干燥根茎和根。秋季采挖,洗净,晒干。

【饮片性状】

1.**柳叶白前**　根茎呈细圆柱形的段,直径 1.5～4 mm。表面黄白色或黄棕色,节明显。质脆,断面中空。有时节处簇生纤细的根或有根痕,根直径不及 1 mm。气微,味微甜。

187

2.芫花叶白前　根茎呈细圆柱形的段,表面灰绿色或灰黄色。质较硬。根直径约 1 mm。

3.蜜白前　根茎呈细圆柱形的段,直径 1.5～4 mm。表面深黄色至黄棕色,节明显。断面中空。有时节处簇生纤细的根或有根痕。略有黏性,味甜。

【功能与主治】　降气,消痰,止咳。用于肺气壅实,咳嗽痰多,胸满喘急。

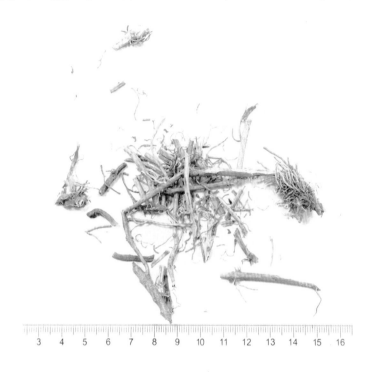

白前

猫爪草

【来源】　本品为毛茛科植物小毛茛的干燥块根。春季采挖,除去须根和泥沙,晒干。

【饮片性状】　本品由数个至数十个纺锤形的块根簇生,形似猫爪,长 3～10 mm,直径 2～3 mm,顶端有黄褐色残茎或茎痕。表面黄褐色或灰黄色,久存色泽变深,微有纵皱纹,并有点状须根痕和残留须根。质坚实,断面类白色或黄白色,空心或实心,粉性。气微,味微甘。

【功能与主治】 化痰散结,解毒消肿。用于瘰疬痰核,疔疮肿毒,蛇虫咬伤。

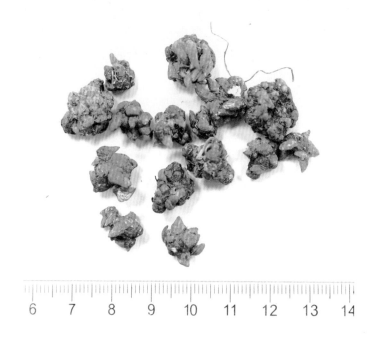

猫爪草

瓜蒌

【来源】 本品为葫芦科植物栝楼或双边栝楼的干燥成熟果实。秋季果实成熟时,连果梗剪下,置通风处阴干。

【饮片性状】 本品呈不规则的丝或块状。外表面橙红色或橙黄色,皱缩或较光滑;内表面黄白色,有红黄色丝络,果瓤橙黄色,与多数种子黏结成团。具焦糖气,味微酸、甜。

【功能与主治】 清热涤痰,宽胸散结,润燥滑肠。用于肺热咳嗽,痰浊黄稠,胸痹心痛,结胸痞满,乳痈,肺痈,肠痈,大便秘结。

【注意事项】 不宜与川乌、制川乌、草乌、制草乌、附子同用。

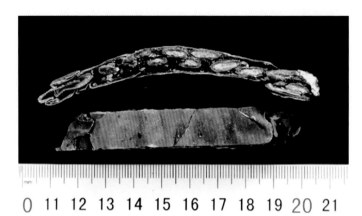

瓜蒌

瓜蒌仁

【来源】 本品为葫芦科植物栝楼或双边栝楼的干燥成熟种子。秋季采摘成熟果实,剖开,取出种子,洗净,晒干。

【饮片性状】

1.栝楼 呈扁平椭圆形,长 12～15 mm,宽 6～10 mm,厚约 3.5 mm。表面浅棕色至棕褐色,平滑,沿边缘有一圈沟纹。顶端较尖,有种脐,基部钝圆或较狭。种皮坚硬;内种皮膜质,灰绿色;子叶 2,黄白色,富油性。气微,味淡。入药时除去杂质,漂净,稍晾,切宽丝,晒干。

2.双边栝楼 较大而扁,长 15～19 mm,宽 8～10 mm,厚约 2.5 mm。表面棕褐色,沟纹明显而环边较宽。顶端平截。

【功能与主治】 润肺化痰,滑肠通便。用于燥咳痰黏,肠燥便秘。

【注意事项】 不宜与川乌、制川乌、草乌、制草乌、附子同用。

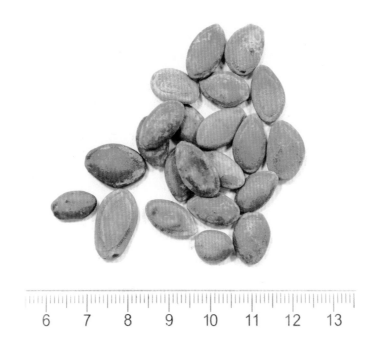

瓜蒌仁

竹茹

【来源】　本品为禾本科植物青秆竹、大头典竹或淡竹的茎秆的干燥中间层。全年均可采制,取新鲜茎,除去外皮,将稍带绿色的中间层刮成丝条,或削成薄片,捆扎成束,阴干。前者称"散竹茹",后者称"齐竹茹"。

【饮片性状】　本品为卷曲成团的不规则丝条或呈长条形薄片状。宽窄厚薄不等,浅绿色、黄绿色或黄白色。纤维性,体轻松,质柔韧,有弹性。气微,味淡。姜竹茹表面黄色,微有姜香气。

【功能与主治】　清热化痰,除烦,止呕。用于痰热咳嗽,胆火夹痰,惊悸不宁,心烦失眠,中风痰迷,舌强不语,胃热呕吐,妊娠恶阻,胎动不安。

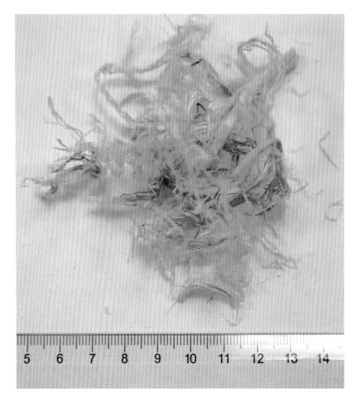

竹茹

天竺黄

【来源】 本品为禾本科植物青皮竹或华思劳竹等秆内的分泌液干燥后的块状物。秋、冬二季采收。

【饮片性状】 本品为不规则的片块或颗粒,大小不一。表面灰蓝色、灰黄色或灰白色,有的洁白色,半透明,略带光泽。体轻,质硬而脆,易破碎,吸湿性强。气微,味淡。

【功能与主治】 清热豁痰,凉心定惊。用于热病神昏,中风痰迷,小儿痰热惊痫、抽搐、夜啼。

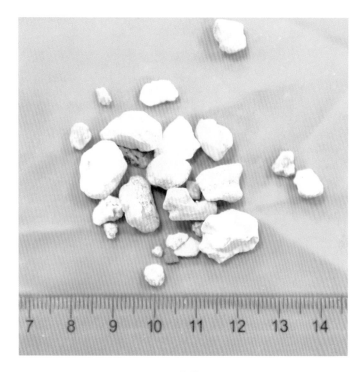

天竺黄

前胡

【来源】　本品为伞形科植物白花前胡的干燥根。冬季至次春茎叶枯萎或未抽花茎时采挖,除去须根,洗净,晒干或低温干燥。

【饮片性状】

1.**前胡**　本品呈类圆形或不规则形的薄片。外表皮黑褐色或灰黄色,有时可见残留的纤维状叶鞘残基。切面黄白色至淡黄色,皮部散有多数棕黄色油点,可见一棕色环纹及放射状纹理。气芳香,味微苦、辛。

2.**蜜前胡**　形如前胡片,表面黄褐色,略具光泽,滋润。味微甜。

【功能与主治】　降气化痰,散风清热。用于痰热喘满,咳痰黄稠,风热咳嗽痰多。

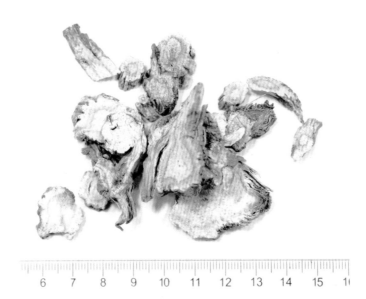

前胡

桔梗

【来源】 本品为桔梗科植物桔梗的干燥根。春、秋二季采挖,洗净,除去须根,趁鲜剥去外皮或不去外皮,干燥。

【饮片性状】 本品呈椭圆形或不规则的厚片。外皮多已除去或偶有残留。切面皮部黄白色,较窄;形成层环纹明显,棕色;木部宽,有较多裂隙。气微,味微甜后苦。

【功能与主治】 宣肺,利咽,祛痰,排脓。用于咳嗽痰多,胸闷不畅,咽痛音哑,肺痈吐脓。

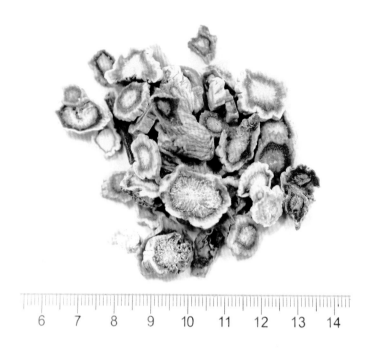

桔梗

胖大海

【来源】　本品为梧桐科植物胖大海的干燥成熟种子。

【饮片性状】　本品呈纺锤形或椭圆形,长 2～3 cm,直径 1～1.5 cm。先端钝圆,基部略尖而歪,具浅色的圆形种脐。表面棕色或暗棕色,微有光泽,具不规则的干缩皱纹。外层种皮极薄,质脆,易脱落。中层种皮较厚,黑褐色,质松易碎,遇水膨胀成海绵状。断面可见散在的树脂状小点。内层种皮可与中层种皮剥离,稍革质,内有 2 片肥厚胚乳,广卵形;子叶 2 枚,菲薄,紧贴于胚乳内侧,与胚乳等大。气微,味淡,嚼之有黏性。

【功能与主治】　清热润肺,利咽开音,润肠通便。用于肺热声哑,干咳无痰,咽喉干痛,热结便闭,头痛目赤。

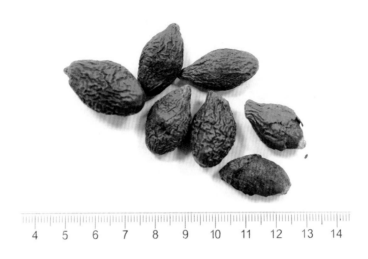

胖大海

海藻

【来源】　本品为马尾藻科植物海蒿子或羊栖菜的干燥藻体,前者习称"大叶海藻",后者习称"小叶海藻"。夏、秋二季采捞,除去杂质,洗净,晒干。

【饮片性状】

1.**大叶海藻**　本品为不规则的段,卷曲状,棕褐色至黑褐色,有的被白霜。枝干可见短小的刺状突起;叶缘偶见锯齿。气囊棕褐色至黑褐色,球形或卵圆形,有的有柄。

2.**小叶海藻**　本品为不规则的段,卷曲状,棕黑色至黑褐色。枝干无刺状突起。叶条形或细匙形,先端稍膨大。气囊腋生,纺锤形或椭圆形,多脱落,囊柄较长。

【功能与主治】　*消痰软坚散结,利水消肿。用于瘿瘤,瘰疬,睾丸肿痛,痰饮水肿。*

【注意事项】　不宜与甘草同用。

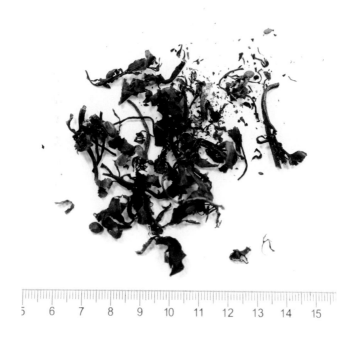

海藻

昆布

【来源】　本品为海带科植物海带或翅藻科植物昆布的干燥叶状体。夏、秋二季采捞,晒干。

【饮片性状】

1.**海带**　卷曲折叠成团状,或缠结成把。全体呈黑褐色或绿褐色,表面附有白霜。用水浸软则膨胀成扁平长带状,长 50～150 cm,宽 10～40 cm,中部较厚,边缘较薄而呈波状。类革质,残存柄部扁圆柱状。气腥,味咸。入药时除去杂质,漂净,稍晾,切宽丝,晒干。

2.**昆布**　卷曲皱缩成不规则团状。全体呈黑色,较薄。用水浸软则膨胀呈扁平的叶状,长宽为 16～26 cm,厚约 1.6 mm;两侧呈羽状深裂,裂片呈长舌状,边缘有小齿或全缘。质柔滑。入药时除去杂质,漂净,稍晾,切宽丝,晒干。

【功能与主治】　消痰软坚散结,利水消肿。用于瘿瘤,瘰疬,睾丸肿痛,痰饮水肿。

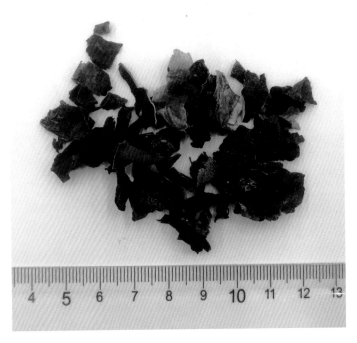

昆布

苦杏仁

【来源】　本品为蔷薇科植物山杏、西伯利亚杏、东北杏或杏的干燥成熟种子。夏季采收成熟果实,除去果肉和核壳,取出种子,晒干。

【饮片性状】

1.**苦杏仁**　本品呈扁心形。表面乳白色或黄白色,一端尖,另端钝圆,肥厚,左右不对称,富油性。有特异的香气,味苦。

2.**炒苦杏仁**　形似苦杏仁,表面黄色至棕黄色,微带焦斑。有香气,味苦。

【功能与主治】　降气止咳平喘,润肠通便。用于咳嗽气喘,胸满痰多,肠燥便秘。

【注意事项】　用时捣碎;内服不宜过量,以免中毒。

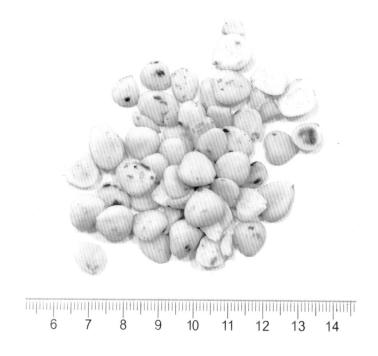

炒苦杏仁

紫苏子

【来源】　本品为唇形科植物紫苏的干燥成熟果实。秋季果实成熟时采收，除去杂质，晒干。

【饮片性状】

1.**紫苏子**　本品呈卵圆形或类球形，直径约 1.5 mm。表面灰棕色或灰褐色，有微隆起的暗紫色网纹，基部稍尖，有灰白色点状果梗痕。果皮薄而脆，易压碎。种子黄白色，种皮膜质，子叶 2，类白色，有油性。压碎有香气，味微辛。

2.**炒紫苏子**　形如紫苏子，表面灰褐色，有细裂口，有焦香气。

【功能与主治】　降气化痰，止咳平喘，润肠通便。用于痰壅气逆，咳嗽气喘，肠燥便秘。

【注意事项】　置通风干燥处，防蛀。

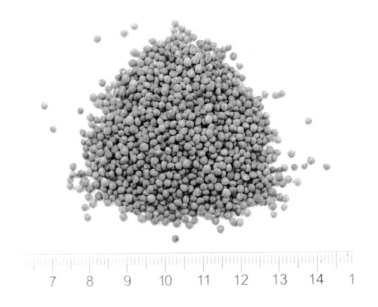

炒紫苏子

紫菀

【来源】 本品为菊科植物紫菀的干燥根和根茎。春、秋二季采挖,除去有节的根茎(习称"母根")和泥沙,编成辫状晒干,或直接晒干。

【饮片性状】

1.紫菀 本品呈不规则的厚片或段。根外表皮紫红色或灰红色,有纵皱纹。切面淡棕色,中心具棕黄色的木心。气微香,味甜、微苦。

2.蜜紫菀 本品形如紫菀片(段),表面棕褐色或紫棕色。有蜜香气,味甜。

【功能与主治】 润肺下气,消痰止咳。用于痰多喘咳,新久咳嗽,劳嗽咯血。

【注意事项】 置阴凉干燥处,防潮。

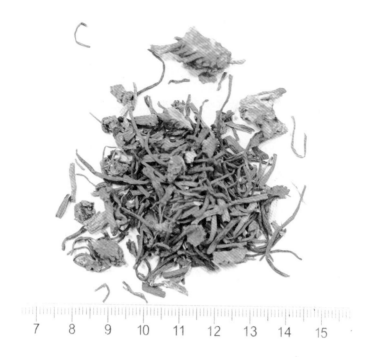

紫菀

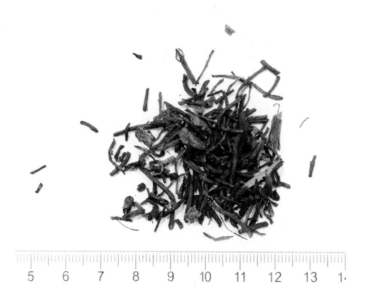

蜜紫菀

款冬花

【来源】 本品为菊科植物款冬的干燥花蕾。12 月或地冻前当花尚未出土时采挖,除去花梗和泥沙,阴干。

【饮片性状】 本品呈长圆棒状。单生或 2～3 个基部连生,长 1～2.5 cm,直径 0.5～1 cm。上端较粗,下端渐细或带有短梗,外面被有多数鱼鳞状苞片。苞片外表面紫红色或淡红色,内表面密被白色絮状茸毛。体轻,撕开后可见白色茸毛。气香,味微苦而辛。

【功能与主治】 润肺下气,止咳化痰。用于新久咳嗽,喘咳痰多,劳嗽咯血。

【注意事项】 置干燥处,防潮,防蛀。

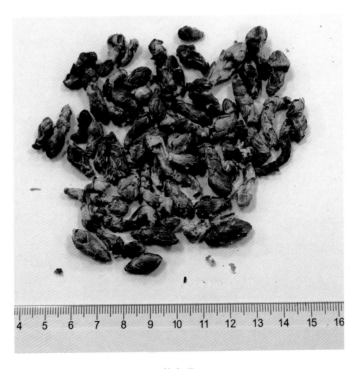

款冬花

枇杷叶

　　【来源】 本品为蔷薇科植物枇杷的干燥叶。全年均可采收,晒至七八成干时,扎成小把,再晒干。

　　【饮片性状】 本品呈丝条状。表面灰绿色、黄棕色或红棕色,较光滑。下表面可见绒毛,主脉突出。革质而脆。气微,味微苦。

　　【功能与主治】 清肺止咳,降逆止呕。用于肺热咳嗽,气逆喘急,胃热呕逆,烦热口渴。

　　【注意事项】 置干燥处。

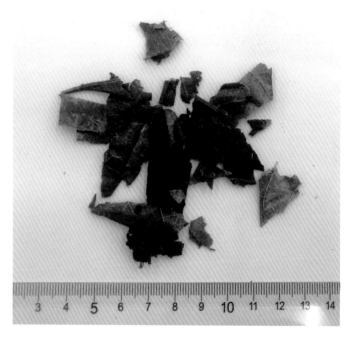

枇杷叶

桑白皮

【来源】 本品为桑科植物桑的干燥根皮。秋末叶落时至次春发芽前采挖根部，刮去黄棕色粗皮，纵向剖开，剥取根皮，晒干。

【饮片性状】 本品呈扭曲的卷筒状、槽状或板片状，长短宽窄不一，厚1～4 mm。外表面白色或淡黄白色，较平坦，有的残留橙黄色或棕黄色鳞片状粗皮；内表面黄白色或灰黄色，有细纵纹。体轻，质韧，纤维性强，难折断，易纵向撕裂，撕裂时有粉尘飞扬。气微，味微甘。

【功能与主治】 泻肺平喘，利水消肿。用于肺热喘咳，水肿胀满尿少，面目肌肤水肿。

【注意事项】 置通风干燥处，防潮，防蛀。

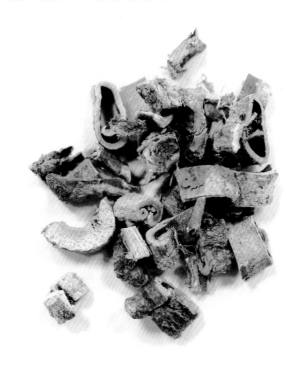

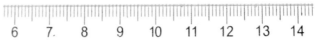

桑白皮

葶苈子

【来源】　本品为十字花科植物播娘蒿或独行菜的干燥成熟种子。前者习称"南葶苈子",后者习称"北葶苈子"。夏季果实成熟时采割植株,晒干,搓出种子,除去杂质。

【饮片性状】

1.**南葶苈子**　本品呈长圆形,略扁,长 0.8～1.2 mm,宽约 0.5 mm。表面棕色或红棕色,微有光泽,具纵沟 2 条,其中一条较明显。一端钝圆,另端微凹或较平截,种脐类白色,位于凹入端或平截处。气微,味微辛、苦,略带黏性。

2.**北葶苈子**　本品呈扁卵形,长 1～1.5 mm,宽 0.5～1 mm。一端钝圆,另端尖而微凹,种脐位于凹入端。味微辛辣,黏性较强。

【功能与主治】　泻肺平喘,行水消肿。用于痰涎壅肺,喘咳痰多,胸胁胀满,不得平卧,胸腹水肿,小便不利。

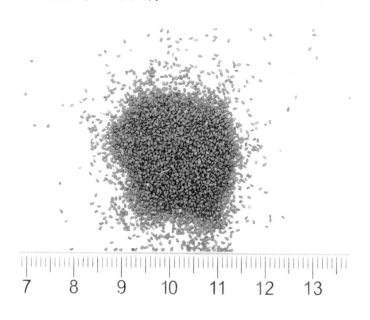

葶苈子

白果

【来源】 本品为银杏科植物银杏的干燥成熟种子。秋季种子成熟时采收，除去肉质外种皮，洗净，稍蒸或略煮后，烘干。

【饮片性状】 本品略呈椭圆形，一端稍尖，另端钝，长 1.5～2.5 cm，宽 1～2 cm，厚约 1 cm。表面黄白色或淡棕黄色，平滑，具 2～3 条棱线。中种皮（壳）骨质，坚硬。内种皮膜质，种仁宽卵球形或椭圆形，一端淡棕色，另一端金黄色。横断面外层黄色，胶质样；内层淡黄色或淡绿色，粉性，中间有空隙。气微，味甘、微苦。

【功能与主治】 敛肺定喘，止带缩尿。用于痰多喘咳，带下白浊，遗尿尿频。

【注意事项】 生食有毒。

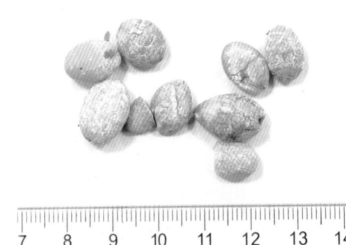

白果

第十四章　安神药

磁石

【来源】　本品为氧化物类矿物尖晶石族磁铁矿,主要成分为四氧化三铁。采挖后,除去杂石。

【饮片性状】　本品为不规则的碎块。灰黑色或褐色,条痕黑色,具金属光泽。质坚硬,具磁性。有土腥气,味淡。

【功能与主治】　镇惊安神,平肝潜阳,聪耳明目,纳气平喘。用于惊悸失眠,头晕目眩,视物昏花,耳鸣耳聋,肾虚气喘。

【注意事项】　置干燥处贮藏。

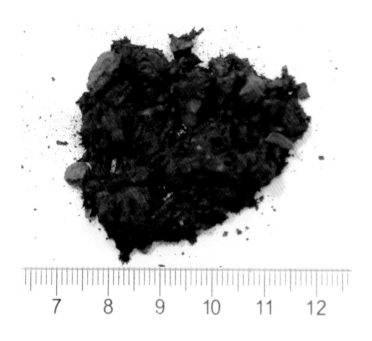

磁石

酸枣仁

【来源】 本品为鼠李科植物酸枣的干燥成熟种子。秋末冬初采收成熟果实,除去果肉和核壳,收集种子,晒干。

【饮片性状】

1.**酸枣仁** 本品呈扁圆形或扁椭圆形,长 5～9 mm,宽 5～7 mm,厚约 3 mm。表面紫红色或紫褐色,平滑有光泽,有的有裂纹。有的两面均呈圆隆状突起;有的一面较平坦,中间有一条隆起的纵线纹,另一面稍突起。一端凹陷,可见线形种脐;另端有细小突起的合点。种皮较脆,胚乳白色,子叶2,浅黄色,富油性。气微,味淡。

2.**炒酸枣仁** 本品形如酸枣仁。表面微鼓起,微具焦斑。略有焦香气,味淡。

【功能与主治】 养心补肝,宁心安神,敛汗,生津。用于虚烦不眠,惊悸多梦,体虚多汗,津伤口渴。

【注意事项】 置阴凉干燥处贮藏,防蛀。

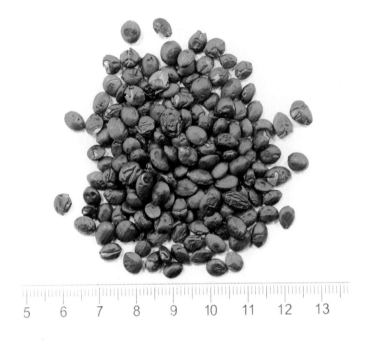

炒酸枣仁

柏子仁

【**来源**】　本品为柏科植物侧柏的干燥成熟种仁。秋、冬二季采收成熟种子,晒干,除去种皮,收集种仁。

【**饮片性状**】　本品呈长卵形或长椭圆形,长 4～7 mm,直径 1.5～3 mm。表面黄白色或淡黄棕色,外包膜质内种皮,顶端略尖,有深褐色的小点,基部钝圆。质软,富油性。气微香,味淡。

【**功能与主治**】　养心安神,润肠通便,止汗。用于阴血不足,虚烦失眠,心悸怔忡,肠燥便秘,阴虚盗汗。

【**注意事项**】　置阴凉干燥处贮藏,防热,防蛀。

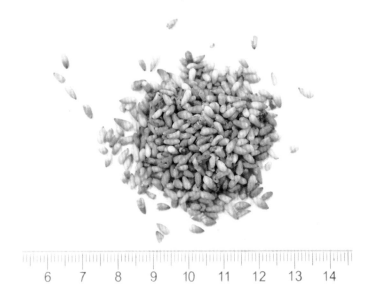

柏子仁

灵芝

【来源】 本品为多孔菌科真菌赤芝或紫芝的干燥子实体。全年采收,除去杂质,剪除附有朽木、泥沙或培养基质的下端菌柄,阴干或在 40～50 ℃温度下烘干。

【饮片性状】

1.**赤芝** 外形呈伞状,菌盖肾形、半圆形或近圆形,直径 10～18 cm,厚 1～2 cm。皮壳坚硬,黄褐色至红褐色,有光泽,具环状棱纹和辐射状皱纹,边缘薄而平截,常稍内卷。菌肉白色至淡棕色。菌柄圆柱形,侧生,少偏生,长 7～15 cm,直径 1～3.5 cm,红褐色至紫褐色,光亮。孢子细小,黄褐色。气微香,味苦涩。

2.**紫芝** 皮壳紫黑色,有漆样光泽。菌肉锈褐色。菌柄长 17～23 cm。

3.**栽培品** 子实体较粗壮、肥厚,直径 12～22 cm,厚 1.5～4 cm。皮壳外常被有大量粉尘样的黄褐色孢子。

【功能与主治】 补气安神,止咳平喘。用于心神不宁,失眠心悸,肺虚咳喘,虚劳短气,不思饮食。

【注意事项】 置干燥处贮藏,防霉,防蛀。

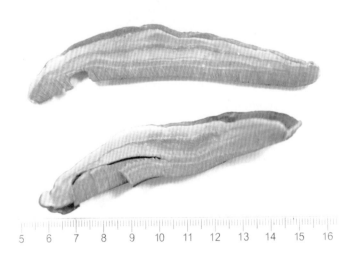

灵芝

首乌藤

【来源】　本品为蓼科植物何首乌的干燥藤茎。秋、冬二季采割,除去残叶,捆成把或趁鲜切段,干燥。

【饮片性状】　本品呈圆柱形的段。外表面紫红色或紫褐色。切面皮部紫红色,木部黄白色或淡棕色,导管孔明显,髓部疏松,类白色。气微,味微苦涩。

【功能与主治】　养血安神,祛风通络。用于失眠多梦,血虚身痛,风湿痹痛,皮肤瘙痒。

【注意事项】　置干燥处贮藏。

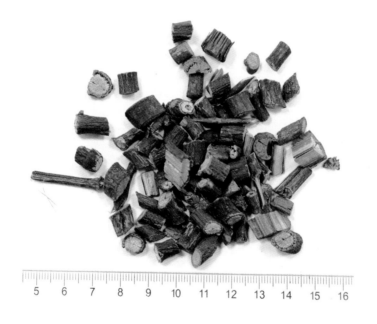

首乌藤

211

合欢皮

【来源】 本品为豆科植物合欢的干燥树皮。夏、秋二季剥取,晒干。

【饮片性状】 本品呈弯曲的丝或块片状。外表面灰棕色至灰褐色,稍有纵皱纹,密生明显的椭圆形横向皮孔,棕色或棕红色。内表面淡黄棕色或黄白色,平滑,具细密纵纹。切面呈纤维性片状,淡黄棕色或黄白色。气微香,味淡、微涩,稍刺舌,后喉头有不适感。

【功能与主治】 解郁安神,活血消肿。用于心神不安,忧郁失眠,肺痈,疮肿,跌扑伤痛。

【注意事项】 置通风干燥处贮藏。

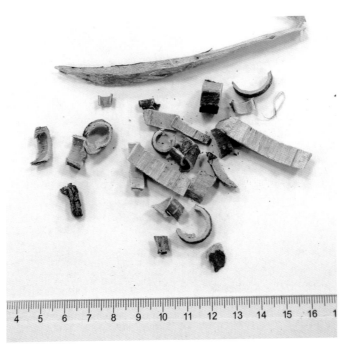

合欢皮

212

远志

【来源】　本品为远志科植物远志或卵叶远志的干燥根。春、秋二季采挖，除去须根和泥沙，晒干或抽取木心晒干。

【饮片性状】　本品呈圆筒形的段。外表皮灰黄色至灰棕色，有横皱纹。切面棕黄色。气微，味苦、微辛，嚼之有刺喉感。制远志形如远志段，表面黄棕色。味微甜。

【功能与主治】　安神益智，交通心肾，祛痰，消肿。用于心肾不交引起的失眠多梦、健忘惊悸、神志恍惚，咳痰不爽，疮疡肿毒，乳房肿痛。

【注意事项】　置通风干燥处贮藏。

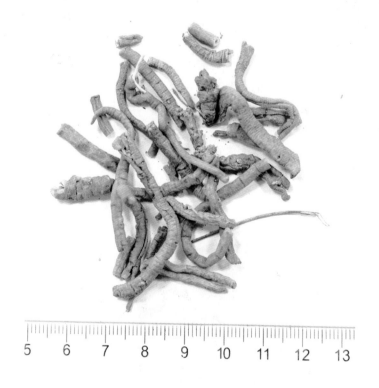

制远志

第十五章　平肝息风药

钩藤

【来源】　本品为茜草科植物钩藤、大叶钩藤、毛钩藤、华钩藤或无柄果钩藤的干燥带钩茎枝。秋、冬二季采收，去叶，切段，晒干。

【饮片性状】　本品茎枝呈圆柱形或类方柱形，长 2～3 cm，直径 0.2～0.5 cm。表面红棕色至紫红色者具细纵纹，光滑无毛；黄绿色至灰褐色者有的可见白色点状皮孔，被黄褐色柔毛。多数枝节上对生两个向下弯曲的钩（不育花序梗），或仅一侧有钩，另一侧为突起的疤痕；钩略扁或稍圆，先端细尖，基部较阔；钩基部的枝上可见叶柄脱落后的窝点状痕迹和环状的托叶痕。质坚韧，断面黄棕色，皮部纤维性，髓部黄白色或中空。气微，味淡。

【功能与主治】　息风定惊，清热平肝。用于肝风内动，惊痫抽搐，高热惊厥，感冒夹惊，小儿惊啼，妊娠子痫，头痛眩晕。

【注意事项】　置干燥处贮藏。

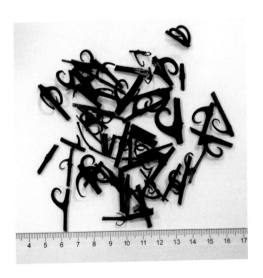

钩藤

214

天麻

【来源】 本品为兰科植物天麻的干燥块茎。立冬后至次年清明前采挖,立即洗净,蒸透,敞开低温干燥。

【饮片性状】 本品呈不规则的薄片。外表皮淡黄色至黄棕色,有时可见点状排成的横环纹。切面黄白色至淡棕色。角质样,半透明。气微,味甘。

【功能与主治】 息风止痉,平抑肝阳,祛风通络。用于小儿惊风,癫痫抽搐,破伤风,头痛眩晕,手足不遂,肢体麻木,风湿痹痛。

【注意事项】 置通风干燥处贮藏,防蛀。

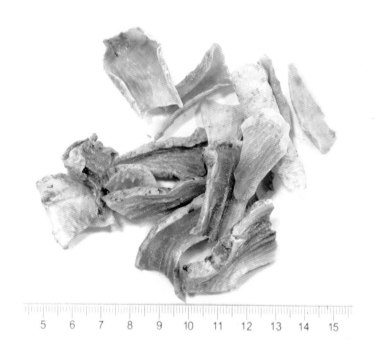

天麻

地龙

【来源】 本品为钜蚓科动物参环毛蚓、通俗环毛蚓、威廉环毛蚓或栉盲环毛蚓的干燥体,前一种习称"广地龙",后三种习称"沪地龙"。广地龙春季至秋季捕捉,沪地龙夏季捕捉,及时剖开腹部,除去内脏和泥沙,洗净,晒干或低温干燥。

【饮片性状】

1.**广地龙** 本品呈长条状薄片,弯曲,边缘略卷,长 15～20 cm,宽 1～2 cm。全体具环节,背部棕褐色至紫灰色,腹部浅黄棕色;第 14～16 环节为生殖带,习称"白颈",较光亮。体前端稍尖,尾端钝圆,刚毛圈粗糙而硬,色稍浅。雄生殖孔在第 18 环节腹侧刚毛圈一小孔突上,外缘有数环绕的浅皮褶,内侧刚毛圈隆起;前面两边有横排(1 排或 2 排)小乳突,每边 10～20 个不等。受精囊孔 2 对,位于 7/8～8/9 环节间一椭圆形突起上,约占节周 5/11。体轻,略呈革质,不易折断。气腥,味微咸。

2.**沪地龙** 长 8～15 cm,宽 0.5～1.5 cm。全体具环节,背部棕褐色至黄褐色,腹部浅黄棕色;第 14～16 环节为生殖带,较光亮。第 18 环节有一对雄生殖孔。通俗环毛蚓的雄交配腔能全部翻出,呈花菜状或阴茎状;威廉环毛蚓的雄交配腔孔呈纵向裂缝状;栉盲环毛蚓的雄生殖孔内侧有 1 个或多个小乳突。受精囊孔 3 对,在 6/7～8/9 环节间。

【功能与主治】 清热定惊,通络,平喘,利尿。用于高热神昏,惊痫抽搐,关节痹痛,肢体麻木,半身不遂,肺热喘咳,水肿尿少。

【注意事项】 置通风干燥处贮藏,防霉,防蛀。

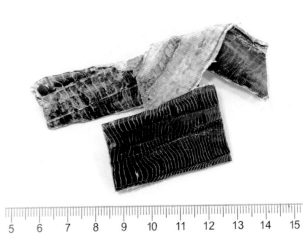

地龙

僵蚕

【来源】　本品为蚕蛾科昆虫家蚕 4～5 龄的幼虫感染(或人工接种)白僵菌而致死的干燥体。多于春、秋季生产,将感染白僵菌病死的蚕干燥。

【饮片性状】

1.**僵蚕**　本品略呈圆柱形,多弯曲皱缩。长 2～5 cm,直径 0.5～0.7 cm。表面灰黄色,被有白色粉霜状的气生菌丝和分生孢子。头部较圆,足 8 对,体节明显,尾部略呈二分歧状。质硬而脆,易折断,断面平坦,外层白色,中间有亮棕色或亮黑色的丝腺环 4 个。气微腥,味微咸。

2.**炒僵蚕**　本品形如僵蚕,表面黄棕色或黄白色,偶有焦黄斑。气微腥,有焦麸气,味微咸。

【功能与主治】　息风止痉,祛风止痛,化痰散结。用于肝风夹痰,惊痫抽搐,小儿急惊风,破伤风,中风口歪,风热头痛,目赤咽痛,风疹瘙痒,发颐疖腮。

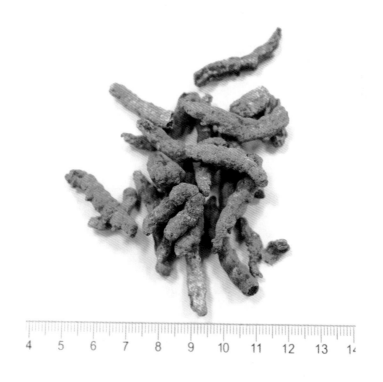

炒僵蚕

第十六章　开窍药

石菖蒲

【来源】　本品为天南星科植物石菖蒲的干燥根茎。秋、冬二季采挖,除去须根和泥沙,晒干。

【饮片性状】　本品呈扁圆形或长条形的厚片。外表皮棕褐色或灰棕色,有的可见环节及根痕。切面纤维性,类白色或微红色,有明显环纹及油点。气芳香,味苦、微辛。

【功能与主治】　开窍豁痰,醒神益智,化湿开胃。用于神昏癫痫,健忘失眠,耳鸣耳聋,脘痞不饥,噤口下痢。

【注意事项】　置干燥处贮藏,防霉。

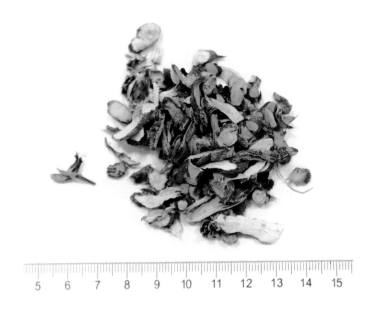

石菖蒲

第十七章　补虚药

人参

【来源】 本品为五加科植物人参的干燥根和根茎。多于秋季采挖,洗净后晒干或烘干。栽培的俗称"园参";播种在山林野生状态下自然生长的称"林下山参",习称"籽海"。

【饮片性状】 本品呈圆形或类圆形薄片。外表皮灰黄色。切面淡黄白色或类白色,显粉性,形成层环纹棕黄色,皮部有黄棕色的点状树脂道及放射性裂隙。体轻,质脆。香气特异,味微苦、甘。

【功能与主治】 大补元气,复脉固脱,补脾益肺,生津养血,安神益智。用于体虚欲脱,肢冷脉微,脾虚食少,肺虚喘咳,津伤口渴,内热消渴,气血亏虚,久病虚赢,惊悸失眠,阳痿宫冷。

【注意事项】 不宜与藜芦、五灵脂同用。

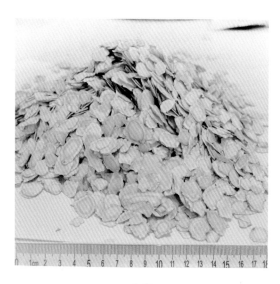

人参

红参

【来源】 本品为五加科植物人参的栽培品经蒸制后的干燥根和根茎。秋季采挖,洗净,蒸制后干燥。

【饮片性状】 本品呈类圆形或椭圆形薄片。外表皮红棕色,半透明。切面平坦,角质样。质硬而脆。气微香而特异,味甘、微苦。

【功能与主治】 大补元气,复脉固脱,益气摄血。用于体虚欲脱,肢冷脉微,气不摄血,崩漏下血。

【注意事项】 不宜与藜芦、五灵脂同用。

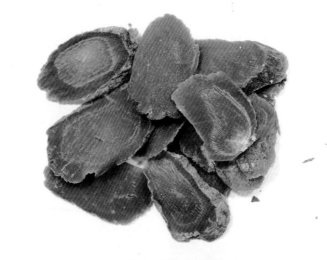

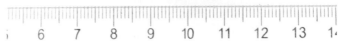

红参

西洋参

【来源】　本品为五加科植物西洋参的干燥根。均系栽培品,秋季采挖,洗净,晒干或低温干燥。

【饮片性状】　本品呈长圆形或类圆形薄片。外表皮浅黄褐色。切面淡黄白至黄白色,形成层环棕黄色,皮部有黄棕色点状树脂道,近形成层环处较多而明显,木部略呈放射状纹理。气微而特异,味微苦、甘。

【功能与主治】　补气养阴,清热生津。用于气虚阴亏,虚热烦倦,咳喘痰血,内热消渴,口燥咽干。

【注意事项】　不宜与藜芦同用。

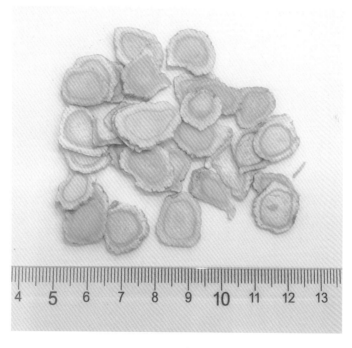

西洋参

221

党参

【来源】 本品为桔梗科植物党参、素花党参或川党参的干燥根。秋季采挖,洗净,晒干。

【饮片性状】 本品呈类圆形的厚片。外表皮灰黄色、黄棕色至灰棕色,有时可见根头部有多数疣状突起的茎痕和芽。切面皮部淡棕黄色至黄棕色,木部淡黄色至黄色,有裂隙或放射状纹理。有特殊香气,味微甜。

【功能与主治】 健脾益肺,养血生津。用于脾肺气虚,食少倦怠,咳嗽虚喘,气血不足,面色萎黄,心悸气短,津伤口渴,内热消渴。

【注意事项】 不可与藜芦同用。

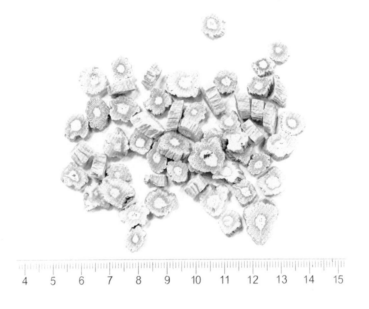

党参

太子参

【来源】　本品为石竹科植物孩儿参的干燥块根。

【饮片性状】　本品呈细长纺锤形或细长条形,稍弯曲,长 3～10 cm,直径 0.2～0.6 cm。表面灰黄色至黄棕色,较光滑,微有纵皱纹,凹陷处有须根痕。顶端有茎痕。质硬而脆,断面较平坦,周边淡黄棕色,中心淡黄白色,角质样。气微,味微甘。

【功能与主治】　益气健脾,生津润肺。用于脾虚体倦,食欲缺乏,病后虚弱,气阴不足,自汗口渴,肺燥干咳。

【注意事项】　置干燥处,防潮。

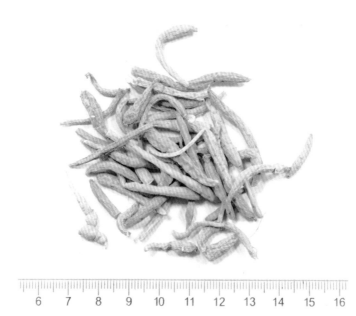

太子参

223

黄芪

【来源】 本品为豆科植物蒙古黄芪、膜荚黄芪的干燥根。春、秋二季采挖，除去须根和根头，晒干。

【饮片性状】

1.**黄芪** 本品呈类圆形或椭圆形的厚片。外表皮黄白色至淡棕褐色，可见纵皱纹或纵沟。切面皮部黄白色，木部淡黄色，有放射状纹理及裂隙，有的中心偶有枯朽状，黑褐色或呈空洞。气微，味微甜，嚼之有豆腥味。

2.**蜜炙黄芪** 本品呈圆形或椭圆形的厚片，直径 0.8～3.5 cm，厚 0.1～0.4 cm。外表皮淡棕黄色或淡棕褐色，略有光泽，可见纵皱纹或纵沟。切面皮部黄白色，木部淡黄色，有放射状纹理和裂隙，有的中心偶有枯朽状，黑褐色或呈空洞。具蜜香气，味甜，略带黏性，嚼之微有豆腥味。

【功能与主治】 补气升阳，固表止汗，利水消肿，生津养血，行滞通痹，托毒排脓，敛疮生肌。用于气虚乏力，食少便溏，中气下陷，久泻脱肛，便血崩漏，表虚自汗，气虚水肿，内热消渴，血虚萎黄，半身不遂，痹痛麻木，痈疽难溃，久溃不敛。蜜炙黄芪益气补中。用于气虚乏力，食少便溏。

【注意事项】 置干燥处，防潮，防蛀。

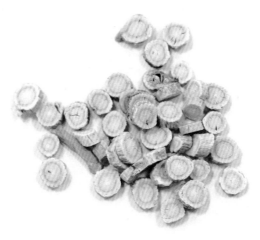

黄芪

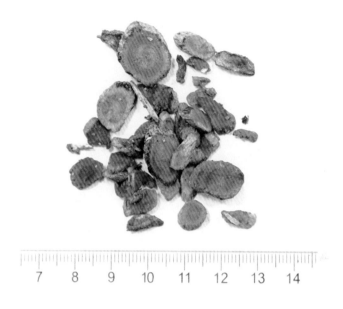

蜜炙黄芪

白术

【来源】　本品为菊科植物白术的干燥根茎。冬季下部叶枯黄、上部叶变脆时采挖,除去泥沙,烘干或晒干,再除去须根。

【饮片性状】

1.**白术**　本品呈不规则的厚片。外表皮灰黄色或灰棕色。切面黄白色至淡棕色,散生棕黄色的点状油室,木部具放射状纹理;烘干者切面角质样,色较深或有裂隙。气清香,味微辛,嚼之略带黏性。

2.**麸炒白术**　本品形如白术片,表面黄棕色,偶见焦斑,略有焦香气。

【功能与主治】　健脾益气,燥湿利水,止汗,安胎。用于脾虚食少,腹胀泄泻,痰饮眩悸,水肿自汗,胎动不安。

【注意事项】　置干燥处,防蛀。

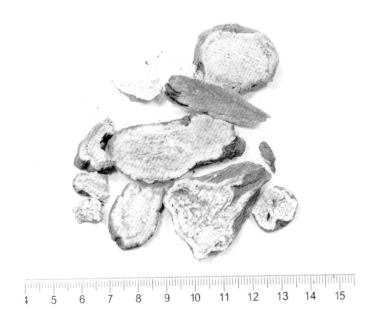

白术

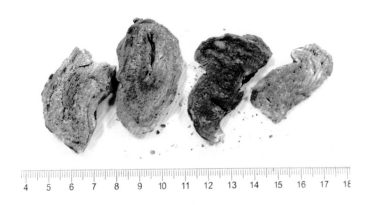

麸炒白术

山药

【来源】　本品为薯蓣科植物薯蓣的干燥根茎。冬季茎叶枯萎后采挖,切去根头,洗净,除去外皮和须根,干燥,习称"毛山药";或除去外皮,趁鲜切厚片,干燥,称为"山药片";也有选择肥大顺直的干燥山药,置清水中,浸至无干心,闷透,切齐两端,用木板搓成圆柱状,晒干,打光,习称"光山药"。

【饮片性状】

1.**山药**　本品为类圆形、椭圆形或不规则的厚片。表面类白色或淡黄白色,质脆,易折断,切面类白色,富粉性。气微,味淡、微酸,嚼之发黏。

2.**山药片**　本品为不规则的厚片,皱缩不平,切面白色或黄白色,质坚脆,粉性。气微,味淡、微酸。

3.**麸炒山药**　本品形如毛山药片或光山药片,切面黄白色或微黄色,偶见焦斑,略有焦香气。

【功能与主治】　补脾养胃,生津益肺,补肾涩精。用于脾虚食少,久泻不止,肺虚喘咳,肾虚遗精,带下,尿频,虚热消渴。麸炒山药补脾健胃。用于脾虚食少,泄泻便溏,白带过多。

【注意事项】　置通风干燥处,防蛀。

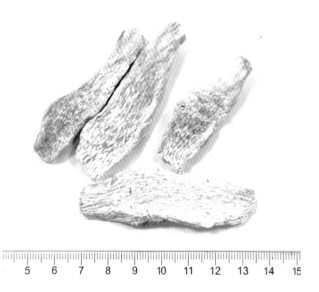

山药片

白扁豆

【**来源**】 本品为豆科植物扁豆的干燥成熟种子,秋、冬二季采收成熟果实,晒干,取出种子,再晒干。

【**饮片性状**】

1.**白扁豆** 本品呈扁椭圆形或扁卵圆形,长 8～13 mm,宽 6～9 mm,厚约 7 mm。表面淡黄白色或淡黄色,平滑,略有光泽,一侧边缘有隆起的白色眉状种阜。质坚硬。种皮薄而脆,子叶 2,肥厚,黄白色。气微,味淡,嚼之有豆腥气。

2.**炒白扁豆** 微黄色,有焦斑。

【**功能与主治**】 健脾化湿,和中消暑。用于脾胃虚弱,食欲缺乏,大便溏泻,白带过多,暑湿吐泻,胸闷腹胀。炒白扁豆健脾化湿。用于脾虚泄泻,白带过多。

【**注意事项**】 置干燥处,防蛀。

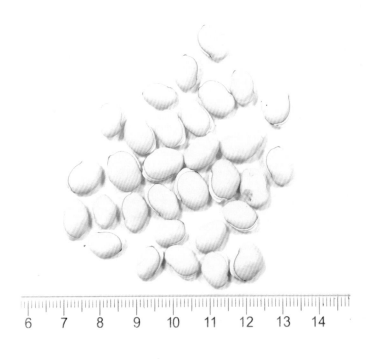

炒白扁豆

228

甘草

【来源】 本品为豆科植物甘草、胀果甘草或光果甘草的干燥根和根茎。春、秋二季采挖,除去须根,晒干。

【饮片性状】

1.**生甘草** 本品呈类圆形或椭圆形的厚片。外表皮红棕色或灰棕色,具纵皱纹。切面略显纤维性,中心黄白色,有明显放射状纹理及形成层环。质坚实,具粉性。气微,味甜而特殊。

2.**炙甘草** 切面黄色至深黄色,形成层环明显,射线放射状。略有黏性,具焦香气,味甜。

【功能与主治】 补脾益气,清热解毒,祛痰止咳,缓急止痛,调和诸药。用于脾胃虚弱,倦怠乏力,心悸气短,咳嗽痰多,脘腹、四肢挛急疼痛,痈肿疮毒,缓解药物毒性、烈性。炙甘草补脾和胃,益气复脉。用于脾胃虚弱,倦怠乏力,心动悸,脉结代。

【注意事项】 不宜与海藻、京大戟、红大戟、甘遂、芫花同用。

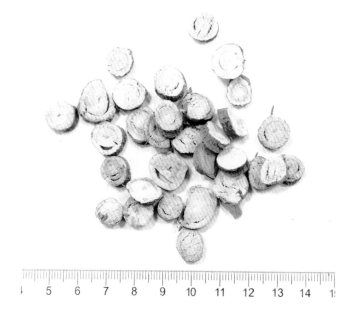

生甘草

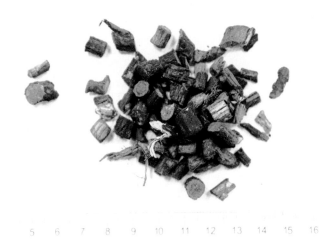

5   6   7   8   9   10   11   12   13   14   15   16

炙甘草

大枣

【来源】 本品为鼠李科植物枣的干燥成熟果实。秋季果实成熟时采收，晒干。

【饮片性状】 本品呈椭圆形或球形，长 2～3.5 cm，直径 1.5～2.5 cm。表面暗红色，略带光泽，有不规则皱纹。基部凹陷，有短果梗。外果皮薄，中果皮棕黄色或淡褐色，肉质，柔软，富糖性而油润。果核纺锤形，两端锐尖，质坚硬。气微香，味甜。用时破开或去核。

【功能与主治】 补中益气，养血安神。用于脾虚食少，乏力便溏，妇人脏躁。

【注意事项】 置干燥处，防蛀。

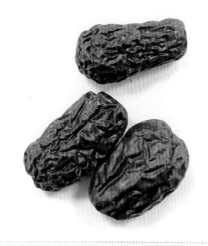

大枣

红景天

【来源】　本品为景天科植物大花红景天的干燥根和根茎。秋季花茎凋枯后采挖,除去粗皮,洗净,晒干。

【饮片性状】　本品呈圆形、类圆形或不规则的片状。外表皮棕色、红棕色或褐色,有的剥开外表皮有一层膜质黄色表皮,具粉红色花纹。切面粉红色至紫红色,有时具裂隙。质轻,疏松。气芳香,味微苦涩、后甜。

【功能与主治】　益气活血,通脉平喘。用于气虚血瘀,胸痹心痛,中风偏瘫,倦怠气喘。

【注意事项】　置通风干燥处,防潮,防蛀。

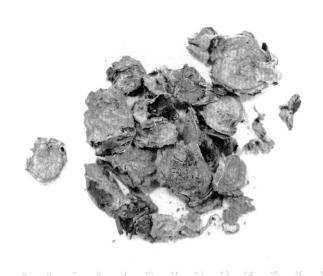

红景天

淫羊藿

【来源】 本品为小檗科植物淫羊藿、箭叶淫羊藿、柔毛淫羊藿或朝鲜淫羊藿的干燥叶。夏、秋季茎叶茂盛时采收,晒干或阴干。

【饮片性状】 本品呈丝片状。上表面绿色、黄绿色或浅黄色,下表面灰绿色,网脉明显,中脉及细脉凸出,边缘具黄色刺毛状细锯齿。近革质。气微,味微苦。

【功能与主治】 补肾阳,强筋骨,祛风湿。用于肾阳虚衰,阳痿遗精,筋骨痿软,风湿痹痛,麻木拘挛。

【注意事项】 置通风干燥处。

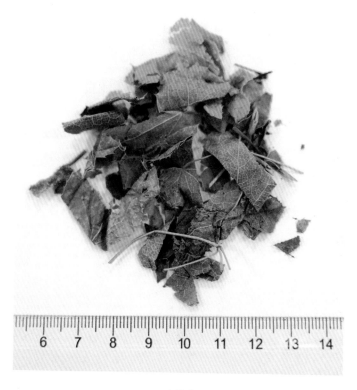

淫羊藿

胡芦巴

【来源】　本品为豆科植物胡芦巴的干燥成熟种子。夏季果实成熟时采割植株,晒干,打下种子,除去杂质。

【饮片性状】　本品略成斜方形或矩形,长 3~4 mm,宽 2~3 mm,厚约 2 mm。表面黄绿色或黄棕色,平滑,两侧各具一深斜沟,相交处有点状种脐。质坚硬,不易破碎。种皮薄,胚乳呈半透明状,具黏性。气香,味微香。

【功能与主治】　温肾助阳,祛寒止痛。用于肾阳不足,下元虚冷,小腹冷痛,寒疝腹痛,寒湿脚气。

【注意事项】　置干燥处。

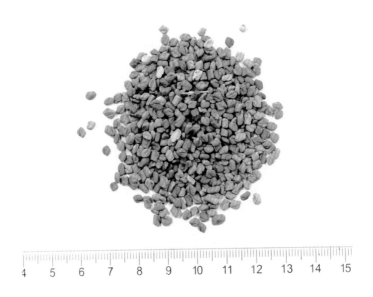

葫芦巴

杜仲

【来源】 本品为杜仲科植物杜仲的干燥树皮。4～6 月剥取,刮去粗皮,堆置"发汗"至内皮呈紫褐色,晒干。

【饮片性状】

1.**杜仲** 本品呈小方块或丝状。外表面淡棕色或灰褐色,有明显的皱纹。内表面暗紫色,光滑。断面有细密、银白色、富弹性的橡胶丝相连。气微,味稍苦。

2.**盐杜仲** 本品形如杜仲块或丝,表面黑褐色,内表面褐色,折断时橡胶丝弹性较差。

【功能与主治】 补肝肾,强筋骨,安胎。用于肝肾不足,腰膝酸痛,筋骨无力,头晕目眩,妊娠漏血,胎动不安。

【注意事项】 置通风干燥处。

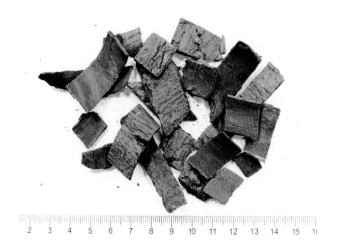

杜仲

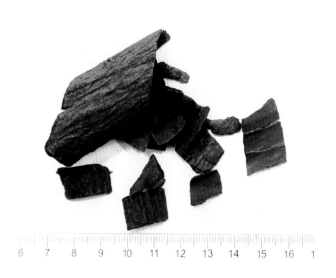

盐杜仲

续断

【来源】 本品为川续断科植物川续断的干燥根。秋季采挖,除去根头和须根,用微火烘至半干,堆置"发汗"至内部变绿色时,再烘干。

【饮片性状】 本品呈类圆形或椭圆形的厚片。外表皮灰褐色至黄褐色,有纵皱。切面皮部墨绿色或棕褐色,木部灰黄色或黄褐色,可见放射状排列的导管束纹,形成层部位多有深色环。气微,味苦、微甜而涩。

【功能与主治】 补肝肾,强筋骨,续折伤,止崩漏。用于肝肾不足,腰膝酸软,风湿痹痛,跌扑损伤,筋伤骨折,崩漏,胎漏。酒续断多用于风湿痹痛,跌扑损伤,筋伤骨折。盐续断多用于腰膝酸软。

【注意事项】 置干燥处,防蛀。

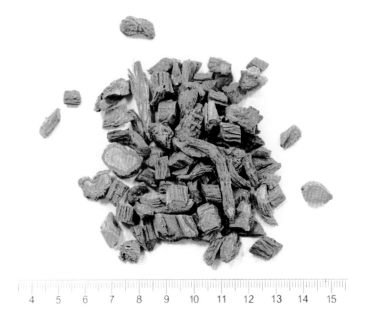

续断

肉苁蓉

【来源】 本品为列当科植物肉苁蓉或管花肉苁蓉的干燥带鳞叶的肉质茎。春季苗刚出土时或秋季冻土之前采挖,除去茎尖,切段,晒干。

【饮片性状】

1.**肉苁蓉** 本品呈不规则的厚片,表面棕褐色或灰棕色,有的可见肉质鳞叶,切面有淡棕色或棕黄色点状维管束,排列成波状环纹。气微,味甜、微苦。

2.**酒肉苁蓉** 本品形如肉苁蓉,表面黑棕色,切面有点状维管束,排列成波状环纹。质柔润。略有酒香气,味甜、微苦。

【功能与主治】 补肾阳,益精血,润肠通便。用于肾阳不足,精血亏虚,阳痿不孕,腰膝酸软,筋骨无力,肠燥便秘。

【注意事项】 置通风干燥处,防蛀。

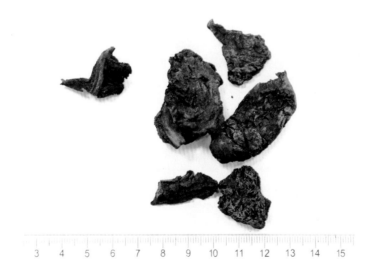

酒肉苁蓉

锁阳

【来源】 本品为锁阳科植物锁阳的干燥肉质茎。春季采挖,除去花序,切段,晒干。

【饮片性状】 本品为不规则或类圆形的片。外表皮棕色或棕褐色,粗糙,具明显纵沟及不规则凹陷。切面浅棕色或棕褐色,散在黄色三角状维管束。气微,味甘而涩。

【功能与主治】 补肾阳,益精血,润肠通便。用于肾阳不足,精血亏虚,腰膝痿软,阳痿滑精,肠燥便秘。

【注意事项】 置通风干燥处。

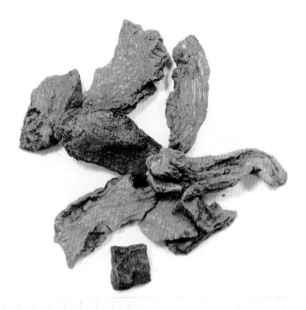

锁阳

补骨脂

【来源】 本品为豆科植物补骨脂的干燥成熟果实。秋季果实成熟时采收果序,晒干,搓出果实,除去杂质。

【饮片性状】

1.补骨脂 本品呈肾形,略扁,长 3～5 mm,宽 2～4 mm,厚约 1.5 mm。表面黑色、黑褐色或灰褐色,具细微网状皱纹。顶端圆钝,有一小突起,凹侧有果梗痕。质硬。果皮薄,与种子不易分离;种子 1 枚,子叶 2,黄白色,有油性。气香,味辛、微苦。

2.盐补骨脂 本品形如补骨脂,表面黑色或黑褐色,微鼓起,气微香,味微咸。

【功能与主治】 温肾助阳,纳气平喘,温脾止泻;外用消风祛斑。用于肾阳不足,阳痿遗精,遗尿尿频,腰膝冷痛,肾虚作喘,五更泄泻;外用治白癜风,斑秃。

【注意事项】 置干燥处。

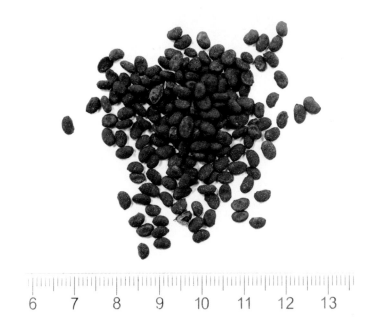

盐补骨脂

益智

【来源】 本品为姜科植物益智的干燥成熟果实。夏、秋间果实由绿变红时采收,晒干或低温干燥。

【饮片性状】 本品为不规则扁圆形的种子或种子团残瓣。种子略有钝棱,直径约 3 mm;表面灰黄色至灰褐色,具细皱纹;外被淡棕色膜质的假种皮;质硬,胚乳白色。有特异香气,味辛、微苦。

【功能与主治】 暖肾固精缩尿,温脾止泻摄唾。用于肾虚遗尿,小便频数,遗精白浊,脾寒泄泻,腹中冷痛,口多唾涎。

【注意事项】 置阴凉干燥处。

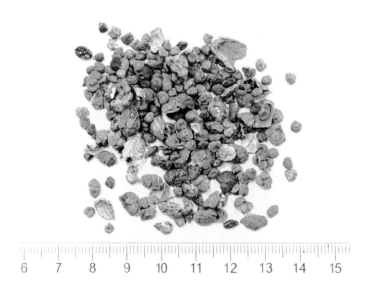

益智

菟丝子

【**来源**】　本品为旋花科植物南方菟丝子或菟丝子的干燥成熟种子。秋季果实成熟时采收植株,晒干,打下种子,除去杂质。

【**饮片性状**】

1.**菟丝子**　本品呈球形,直径1~2 mm。表面灰棕色至棕褐色,粗糙,种脐线形或扁圆形。质坚实,不易以指甲压碎,气微,味淡。

2.**盐菟丝子**　本品形如菟丝子,表面棕黄色,裂开,略有香气。

【**功能与主治**】　补益肝肾,固精缩尿,安胎,明目,止泻;外用消风祛斑。用于肝肾不足,腰膝酸软,阳痿遗精,遗尿尿频,肾虚胎漏,胎动不安,目昏耳鸣,脾肾虚泻;外治白癜风。

【**注意事项**】　置通风干燥处。

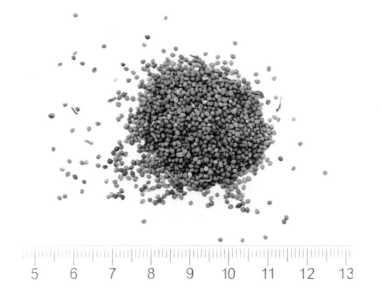

盐菟丝子

沙苑子

【来源】 本品为豆科植物扁茎黄芪的干燥成熟种子。秋末冬初果实成熟尚未开裂时采割植株,晒干,打下种子,除去杂质,晒干。

【饮片性状】

1.**沙苑子** 本品略呈肾形而稍扁,长 2～2.5 mm,宽 1.5～2 mm,厚约 1 mm。表面光滑,褐绿色或灰褐色,边缘一侧微凹处具圆形种脐。质坚硬,不易破碎。子叶 2,淡黄色,胚根弯曲,长约 1 mm。气微,味淡,嚼之有豆腥味。

2.**盐沙苑子** 本品形如沙苑子,表面鼓起,深褐绿色或深灰褐色。气微,味微咸,嚼之有豆腥味。

【功能与主治】 补肾助阳,固精缩尿,养肝明目。用于肾虚腰痛,遗精早泄,遗尿尿频,白浊带下,眩晕,目暗昏花。

【注意事项】 置通风干燥处。

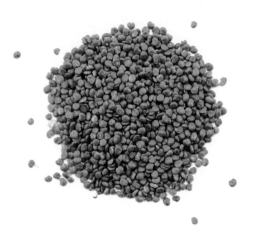

盐沙苑子

242

韭菜子

【**来源**】　本品为百合科植物韭菜的干燥成熟种子。秋季果实成熟时采收果序,晒干,搓出种子,除去杂质。

【**饮片性状**】　本品呈半圆形或半卵圆形,略扁,长 2～4 mm,宽 1.5～3 mm。表面黑色,一面突起,有细密的网状皱纹,另一面微凹,皱纹不甚明显。顶端钝,基部稍尖,有点状突起的种脐。质硬。气特异,味微辛。

【**功能与主治**】　补肾益精,养阴润肺。用于病后体弱,神疲乏力,心悸失眠,盗汗,劳嗽咯血。

【**注意事项**】　置通风干燥处,防潮,防蛀。

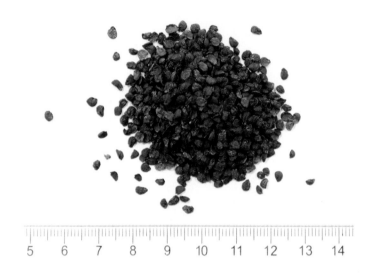

韭菜子

紫石英

【来源】 本品为氟化物类矿物萤石族萤石，主含氟化钙。采挖后，除去杂石。

【饮片性状】 本品为不规则碎块。紫色或绿色，半透明至透明，有玻璃样光泽。气微，味淡。

【功能与主治】 温肾暖宫，镇心安神，温肺平喘。用于肾阳亏虚，宫冷不孕，惊悸不安，失眠多梦，虚寒咳喘。

【注意事项】 炮制需先煎，保存置干燥处。

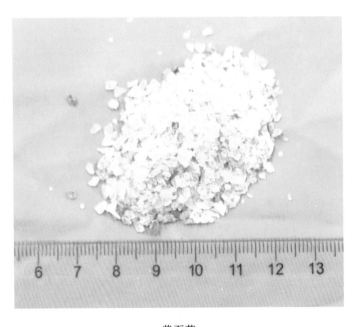

紫石英

当归

【来源】 本品为伞形科植物当归的干燥根。秋末采挖,除去须根和泥沙,待水分稍蒸发后,捆成小把,上棚,用烟火慢慢熏干。

【饮片性状】 本品呈类圆形、椭圆形或不规则的薄片。外表皮浅棕色至棕褐色。切面浅棕黄色或黄白色,平坦,有裂隙,中间有浅棕色的形成层环,并有多数棕色的油点。香气浓郁,味甘、辛、微苦。

【功能与主治】 补血活血,调经止痛,润肠通便。用于血虚萎黄,眩晕心悸,月经不调,经闭痛经,虚寒腹痛,风湿痹痛,跌扑损伤,痈疽疮疡,肠燥便秘。酒当归活血通经。用于经闭痛经,风湿痹痛,跌扑损伤。

【注意事项】 置阴凉干燥处,防潮,防蛀。

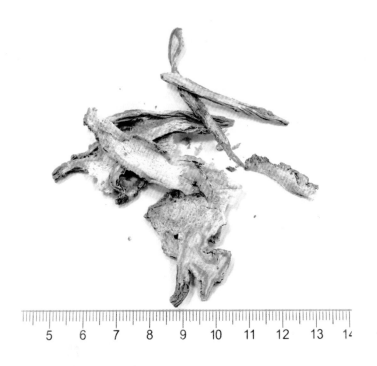

当归

熟地黄

【来源】 本品为生地黄的炮制加工品。

【饮片性状】 本品为不规则的块片、碎块,大小、厚薄不一。表面乌黑色,有光泽,黏性大。质柔软而带韧性,不易折断,断面乌黑色,有光泽。气微,味甜。

【功能与主治】 补血滋阴,益精填髓。用于血虚萎黄,心悸怔忡,月经不调,崩漏下血,肝肾阴虚,腰膝酸软,骨蒸潮热,盗汗遗精,内热消渴,眩晕,耳鸣,须发早白。

【注意事项】 置通风干燥处。

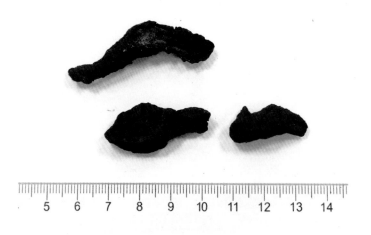

熟地黄

白芍

【来源】 本品为毛茛科植物芍药的干燥根。夏、秋二季采挖,洗净,除去头尾和细根,置沸水中煮后除去外皮,或去皮后再煮,晒干。

【饮片性状】

1.白芍 本品呈类圆形的薄片。表面淡红棕色或类白色。切面微带红棕色或类白色,形成层环明显,可见微隆起的筋脉纹呈放射状。气微,味微苦、酸。

2.**炒白芍**　本品形如白芍片,表面微黄色或淡棕黄色,有的可见焦斑。

【功能与主治】　养血调经,敛阴止汗,柔肝止痛,平抑肝阳。用于血虚萎黄,月经不调,自汗,盗汗,胁痛,腹痛,四肢挛急,头痛眩晕。

【注意事项】　不宜与藜芦同用。

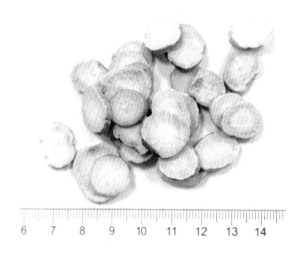

白芍

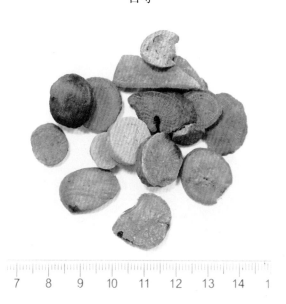

炒白芍

何首乌

【来源】 本品为蓼科植物何首乌的干燥块根。秋、冬二季叶枯萎时采挖，削去两端，洗净，个大的切成块，干燥。

【饮片性状】

1.何首乌 本品呈不规则的厚片或块。外表皮红棕色或红褐色，皱缩不平，有浅沟，并有横长皮孔样突起及细根痕。切面浅黄棕色或浅红棕色，显粉性；横切面有的皮部可见云锦状花纹，中央木部较大，有的呈木心。气微，味微苦而甘涩。

2.制首乌 本品呈不规则皱缩状的块片，厚约 1 cm，表面黑褐色或棕褐色，凹凸不平，质坚硬，断面角质样，棕褐色或黑色。气微，味微甘而苦涩。

【功能与主治】 生首乌解毒，消痈，截疟，润肠通便。用于疮痈，瘰疬，风疹瘙痒，久疟体虚，肠燥便秘。制首乌补肝肾，益精血，乌须发，强筋骨，化浊降脂。用于血虚萎黄，眩晕耳鸣，须发早白，腰膝酸软，肢体麻木，崩漏带下，高脂血症。

【注意事项】 置干燥处，防蛀。

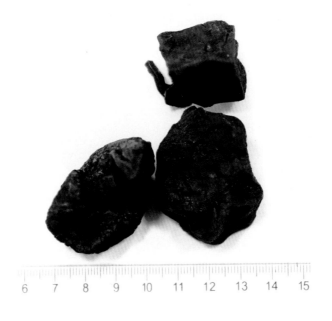

制首乌

北沙参

【来源】　本品为伞形科植物珊瑚菜的干燥根。夏、秋二季采挖,除去须根,洗净,稍晾,置沸水中烫后,除去外皮,干燥。或洗净直接干燥。

【饮片性状】　本品呈不规则的段。表面淡黄白色,略粗糙,具有细纵皱纹及未除尽的残存外皮,并有棕黄色点状细根痕。断面皮部浅黄白色,木部黄色。气特异,味微甘。

【功能与主治】　养阴清肺,益胃生津。用于肺热燥咳,劳嗽痰血,胃阴不足,热病津伤,咽干口渴。

【注意事项】　不宜与藜芦同用。

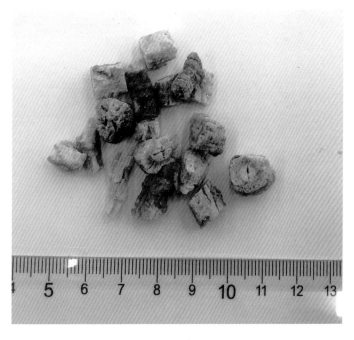

北沙参

百 合

【来源】 本品为百合科植物卷丹、百合或细叶百合的干燥肉质鳞叶。秋季采挖,洗净,剥取鳞叶,置沸水中略烫,干燥。

【饮片性状】 本品呈长椭圆形,长 2 cm,宽 1～2 cm,中部厚 3～4 mm。表面黄白色至淡棕黄色,有的微带紫色,有数条纵直平行的白色维管束。顶端稍尖,基部较宽,边缘薄,微波状,略向内弯曲。质硬面脆,断面较平坦,角质样。气微,味微苦。

【功能与主治】 养阴润肺,清心安神。用于阴虚燥咳,劳嗽咯血,虚烦惊悸,失眠多梦,精神恍惚。

【注意事项】 置通风干燥处。

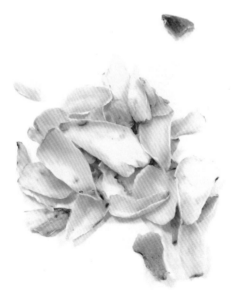

百合

麦冬

【来源】　本品为百合科植物麦冬的干燥块根。夏季采挖,洗净,反复暴晒、堆置,至七八成干,除去须根,干燥。

【饮片性状】　本品呈纺锤形,两端略尖,长 1.5～3 cm,直径 0.3～0.6 cm。表面淡黄色或灰黄色,有细纵纹。质柔韧,断面黄白色,半透明,中柱细小。气微香,味甘、微苦。

【功能与主治】　养阴生津,润肺清心。用于肺燥干咳,阴虚劳嗽,喉痹咽痛,津伤口渴,内热消渴,心烦失眠,肠燥便秘。

【注意事项】　置阴凉干燥处。

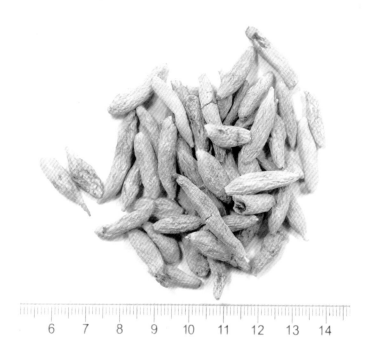

麦冬

天冬

【来源】 本品为百合科植物天冬的干燥块根。秋、冬二季采挖,洗净,除去茎基和须根,置沸水中煮或蒸至透心,趁热除去外皮,洗净,干燥。

【饮片性状】 本品呈类圆形或不规则的片。外表皮黄白色至淡黄棕色,半透明,光滑或具深浅不等的纵皱纹,偶有残留的灰棕色外皮。质硬或柔润,有黏性。切面角质样,中柱黄白色。气微,味甜、微苦。

【功能与主治】 养阴润燥,清肺生津。用于肺燥干咳,顿咳痰黏,腰膝酸痛,骨蒸潮热,内热消渴,热病津伤,咽干口渴,肠燥便秘。

【注意事项】 置阴凉干燥处,防霉,防蛀。

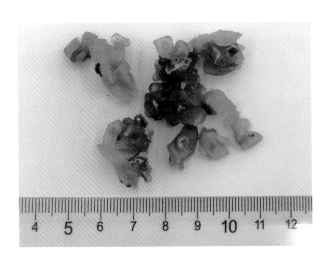

天冬

石斛

【来源】 本品为兰科植物金钗石斛、霍山石斛、鼓槌石斛或流苏石斛的栽培品及其同属植物近似种的新鲜或干燥茎。全年均可采收,鲜用者除去根和泥沙;干用者采收后,除去杂质,用开水略烫或烘软,再边搓边烘晒,至叶鞘搓净,干燥。霍山石斛 11 月至翌年 3 月采收,除去叶、根须及泥沙等杂质,洗净,鲜用;或加热除去叶鞘制成干条;或边加热边扭成螺旋状或弹簧状,干燥,称霍山石斛枫斗。

【饮片性状】 本品呈扁圆柱形或圆柱形的段。表面金黄色、绿黄色或棕黄色,有光泽,有深纵沟或纵棱,有的可见棕褐色的节。切面黄白色至黄褐色,有多数散在的筋脉点。气微,味淡或微苦,嚼之有黏性。

【功能与主治】 益胃生津,滋阴清热。用于热病津伤,口干烦渴,胃阴不足,食少干呕,病后虚热不退,阴虚火旺,骨蒸劳热,目暗不明,筋骨痿软。

【注意事项】 干品置通风干燥处,防潮;鲜品置阴凉潮湿处,防冻。

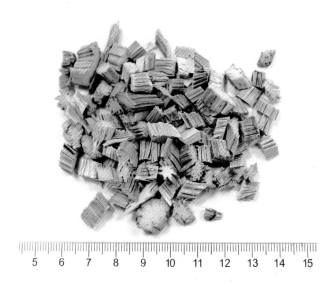

石斛

玉竹

【来源】 本品为百合科植物玉竹的干燥根茎。秋季采挖,除去须根,洗净,晒至柔软后,反复揉搓、晾晒至无硬心,晒干;或蒸透后,揉至半透明。

【饮片性状】 本品呈不规则的厚片或段。外表皮黄白色至淡黄棕色,半透明,有时可见环节。切面角质样或显颗粒性。气微,味甘,嚼之发黏。

【功能与主治】 养阴润燥,生津止渴。用于肺胃阴伤,燥热咳嗽,咽干口渴,内热消渴。

【注意事项】 置通风干燥处,防潮。

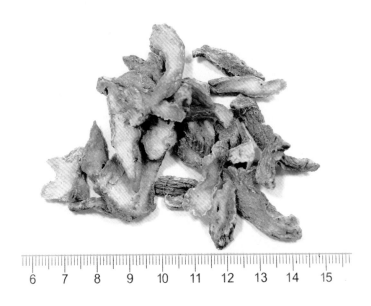

玉竹

黄精

【来源】　本品为百合科植物滇黄精、黄精或多花黄精的干燥根茎。按形状不同,习称"大黄精""鸡头黄精"和"姜形黄精"。春、秋二季采挖,除去须根,洗净,置沸水中略烫或蒸至透心,干燥。

【饮片性状】

1.**黄精**　本品呈不规则的厚片,外表皮淡黄色至黄棕色。切面略呈角质样,淡黄色至黄棕色,可见多数淡黄色筋脉小点。质稍硬而韧。气微,味甜,嚼之有黏性。

2.**酒黄精**　本品呈不规则的厚片。表面棕褐色至黑色,有光泽,中心棕色至浅褐色,可见筋脉小点。质较柔软。味甜,微有酒香气。

【功能与主治】　补气养阴,健脾,润肺,益肾。用于脾胃气虚,体倦乏力,胃阴不足,口干食少,肺虚燥咳,劳嗽咯血,精血不足,腰膝酸软,须发早白,内热消渴。

【注意事项】　置通风干燥处,防霉,防蛀。

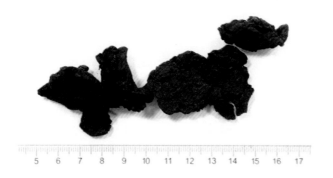

酒黄精

枸杞子

【来源】　本品为茄科植物宁夏枸杞的干燥成熟果实。夏、秋二季果实呈红色时采收,热风烘干,除去果梗;或晾至皮皱后,晒干,除去果梗。

【饮片性状】　本品呈类纺锤形或椭圆形,长 6～20 mm,直径 3～10 mm。表面红色或暗红色,顶端有小突起状的花柱痕,基部有白色的果梗痕。果皮柔韧,皱缩;果肉肉质,柔润。种子 20～50 粒,类肾形,扁而翘,长 1.5～1.9 mm,宽 1～1.7 mm,表面浅黄色或棕黄色。气微,味甜。

【功能与主治】　滋补肝肾,益精明目。用于虚劳精亏,腰膝酸痛,眩晕耳鸣,阳痿遗精,内热消渴,血虚萎黄,目昏不明。

【注意事项】　置阴凉干燥处,防闷热,防潮,防蛀。

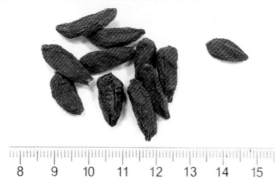

枸杞子

墨旱莲

【来源】 本品为菊科植物鳢肠的干燥地上部分。花开时采割,晒干。

【饮片性状】 本品呈不规则的段。茎圆柱形,表面绿褐色或墨绿色,具纵棱,有白毛,切面中空或有白色髓。叶多皱缩或破碎,墨绿色,密生白毛,展平后可见边缘全缘或具浅锯齿。头状花序。气微,味微咸。

【功能与主治】 滋补肝肾,凉血止血。用于肝肾阴虚,牙齿松动,须发早白,眩晕耳鸣,腰膝酸软,阴虚血热之吐血、衄血、尿血,血痢,崩漏下血,外伤出血。

【注意事项】 置通风干燥处。

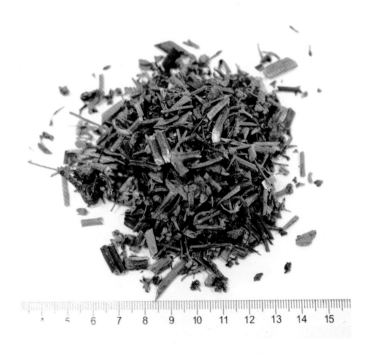

墨旱莲

女贞子

【来源】　本品为木犀科植物女贞的干燥成熟果实。冬季果实成熟时采收，除去枝叶，稍蒸或置沸水中略烫后，干燥；或直接干燥。

【饮片性状】

1.**女贞子**　本品呈卵形、椭圆形或肾形，长 6～8.5 mm，直径 3.5～5.5 mm。表面黑紫色或灰黑色，皱缩不平，基部有果梗痕或具宿萼及短梗。体轻。外果皮薄；中果皮较松软，易剥离；内果皮木质，黄棕色，具纵棱。破开后种子通常为 1 粒，肾形，紫黑色，油性。气微，味甘、微苦涩。

2.**酒女贞子**　表面黑褐色或灰黑色，常附有白色粉霜，微有酒香气。

【功能与主治】　滋补肝肾，明目乌发。用于肝肾阴虚，眩晕耳鸣，腰膝酸软，须发早白，目暗不明，内热消渴，骨蒸潮热。

【注意事项】　置干燥处。

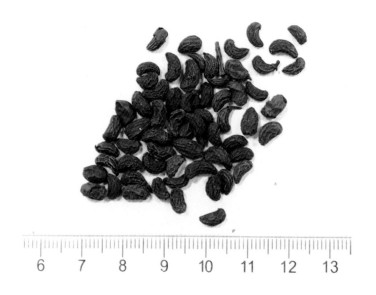

酒女贞子

第十八章　收涩药

麻黄根

【来源】　本品为麻黄科植物草麻黄或中麻黄的干燥根和根茎。秋末采挖，除去残茎、须根和泥沙，干燥。

【饮片性状】　本品呈类圆形的厚片。外表面红棕色或灰棕色，有纵皱纹及支根痕。切面皮部黄白色，木部淡黄色或黄色，纤维性，具放射状纹，有的中心有髓。气微，味微苦。

【功能与主治】　固表止汗。用于自汗，盗汗。

【注意事项】　置干燥处。

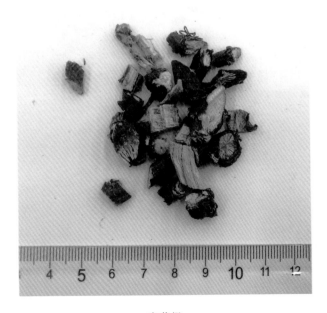

麻黄根

五味子

【来源】　本品为木兰科植物五味子的干燥成熟果实,习称"北五味子"。秋季果实成熟时采摘,晒干或蒸后晒干,除去果梗和杂质。

【饮片性状】

1.**五味子**　本品呈不规则的球形或扁球形,直径 5～8 mm。表面红色、紫红色或暗红色,皱缩,显油润;有的表面呈黑红色或出现"白霜"。果肉柔软,种子 1～2,肾形,表面棕黄色,有光泽,种皮薄而脆。果肉气微,味酸;种皮破碎后,有香气,味辛、微苦。

2.**醋五味子**　本品形如五味子,表面乌黑色,油润,稍有光泽,有醋香气。

【功能与主治】　收敛固涩,益气生津,补肾宁心。用于久嗽虚喘,梦遗滑精,遗尿尿频,久泻不止,自汗盗汗,津伤口渴,内热消渴,心悸失眠。

【注意事项】　置通风干燥处,防霉。

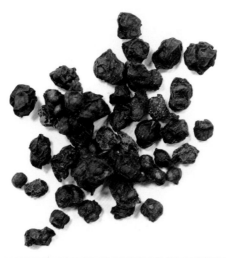

醋五味子

乌梅

【来源】 本品为蔷薇科植物梅的干燥近成熟果实。夏季果实近成熟时采收,低温烘干后闷至色变黑。

【饮片性状】

1.乌梅 本品呈类球形或扁球形,直径1.5～3 cm。表面乌黑色或棕黑色,皱缩不平,基部有圆形果梗痕。果核坚硬,椭圆形,棕黄色,表面有凹点;种子扁卵形,淡黄色。气微,味极酸。

2.乌梅炭 本品形如乌梅,皮肉鼓起,表面焦黑色。味酸,略有苦味。

【功能与主治】 敛肺,涩肠,生津,安蛔。用于肺虚久咳,久泻久痢,虚热消渴,蛔厥呕吐腹痛。

【注意事项】 置阴凉干燥处,防潮。

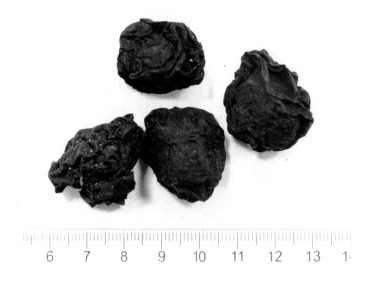

乌梅

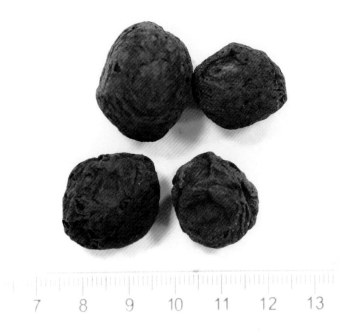

乌梅炭

五倍子

【来源】 本品为漆树科植物盐肤木、青麸杨或红麸杨叶上的虫瘿,主要由五倍子蚜寄生而形成。秋季采摘,置沸水中略煮或蒸至表面呈灰色,杀死蚜虫,取出,干燥。按外形不同,其分为"肚倍"和"角倍"。

【饮片性状】 本品呈不规则的碎片状。表面灰褐色或灰棕色,微有柔毛,内壁光滑。质硬而脆,断面角质样,有光泽。气特异,味涩。

【功能与主治】 敛肺降火,涩肠止泻,敛汗,止血,收湿敛疮。用于肺虚久咳,肺热痰嗽,久泻久痢,自汗盗汗,消渴,便血痔血,外伤出血,痈肿疮毒。

【注意事项】 置通风干燥处,防压。

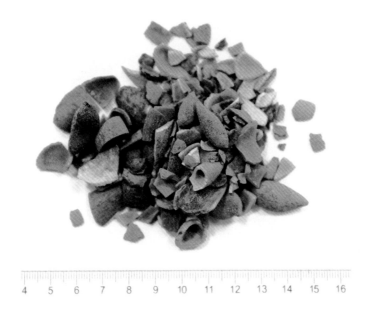

五倍子

诃子

【来源】 本品为使君子科植物诃子或绒毛诃子的干燥成熟果实。秋、冬二季果实成熟时采收,除去杂质,晒干。

【饮片性状】 本品呈全裂或半裂开的扁长棱形、扁长圆形或扁卵圆形,横断裂开的锥形或不规则块状。外表面棕色、黄褐色或暗棕褐色。内表面暗棕色、暗黄褐色或暗棕褐色,粗糙凹凸不平。质坚脆,可碎断。气微,味微酸、涩后甜。

【功能与主治】 涩肠止泻,敛肺止咳,降火利咽。用于久泻久痢,便血脱肛,肺虚喘咳,久嗽不止,咽痛音哑。

【注意事项】 置干燥处。

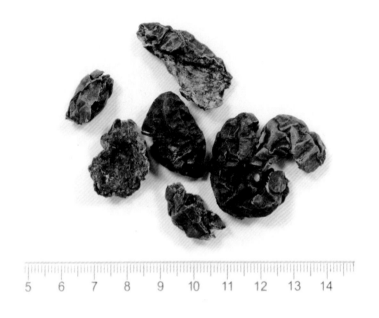

词子

石榴皮

【来源】　本品为石榴科植物石榴的干燥果皮。秋季果实成熟后收集果皮，晒干。

【饮片性状】　本品呈不规则的长条状或不规则的块状。外表面红棕色、棕黄色或暗棕色，略有光泽，有多数疣状突起，有时可见筒状宿萼及果梗痕。内表面黄色或红棕色，有种子脱落后的小凹坑及隔瓤残迹。切面黄色或鲜黄色，略显颗粒状。气微，味苦涩。

【功能与主治】　涩肠止泻，止血，驱虫。用于久泻，久痢，便血，脱肛，崩漏，带下，虫积腹痛。

【注意事项】　置阴凉干燥处。

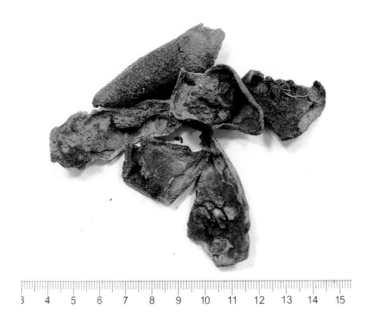

石榴皮

肉豆蔻

【来源】 本品为肉豆蔻科植物肉豆蔻的干燥种仁。

【饮片性状】

1.**肉豆蔻** 本品呈卵圆形或椭圆形,长 2～3 cm,直径 1.5～2.5 cm。表面灰棕色或灰黄色,有时外被白粉(石灰粉末)。全体有浅色纵行沟纹和不规则网状沟纹。种脐位于宽端,呈浅色圆形突起,合点呈暗凹陷。种脊呈纵沟状,连接两端。质坚,断面显棕黄色相杂的大理石花纹,宽端可见干燥皱缩的胚,富油性。气香浓烈,味辛。

2.**煨肉豆蔻** 本品形如肉豆蔻,表面为棕褐色,有裂隙。气香,味辛。

【功能与主治】 温中行气,涩肠止泻。用于脾胃虚寒,久泻不止,脘腹胀痛,食少呕吐。

【注意事项】 置阴凉干燥处,防蛀。

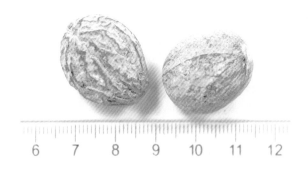

煨肉豆蔻

赤石脂

【来源】　本品为硅酸盐类矿物多水高岭石族多水高岭石，主含四水硅酸铝。采挖后，除去杂石。

【饮片性状】　本品为块状集合体，呈不规则的块状。粉红色、红色至紫红色，或有红白相间的花纹。质软，易碎，断面有的具蜡样光泽。吸水性强。具黏土气，味淡，嚼之无沙粒感。

【功能与主治】　涩肠，止血，生肌敛疮。用于久泻久痢，大便出血，崩漏带下；外治疮疡久溃不敛，湿疮脓水浸淫。

【注意事项】　不宜与肉桂同用。置干燥处，防潮。

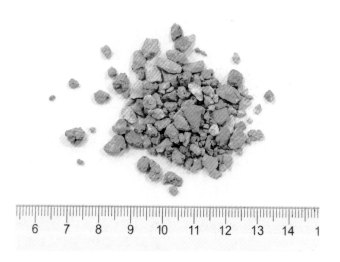

赤石脂

山茱萸

【来源】 本品为山茱萸科植物山茱萸的干燥成熟果肉。秋末冬初果皮变红时采收果实,用文火烘或置沸水中略烫后,及时除去果核,干燥。

【饮片性状】

1.**山茱萸** 本品呈不规则的片状或囊状,长 1～1.5 cm,宽 0.5～1 cm。表面紫红色至紫黑色,皱缩,有光泽。顶端有的有圆形宿萼痕,基部有果梗痕。质柔软。气微,味酸、涩、微苦。

2.**酒制山茱萸** 本品形如山茱萸,表面紫黑色或黑色,质滋润柔软。微有酒香气。

【功能与主治】 补益肝肾,收涩固脱。用于眩晕耳鸣,腰膝酸痛,阳痿遗精,遗尿尿频,崩漏带下,大汗虚脱,内热消渴。

【注意事项】 置干燥处,防蛀。

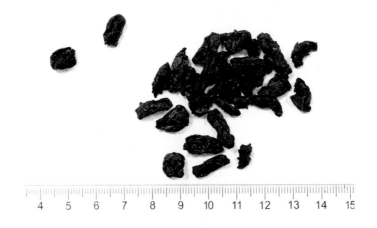

酒制山茱萸

覆盆子

【来源】　本品为蔷薇科植物华东覆盆子的干燥果实。夏初果实由绿变绿黄时采收,除去梗、叶,置沸水中略烫或略蒸,取出,干燥。

【饮片性状】　本品为聚合果,由多数小核果聚合而成,呈圆锥形或扁圆锥形,高 0.6~1.3 cm,直径 0.5~1.2 cm。表面黄绿色或淡棕色,顶端钝圆,基部中心凹入。宿萼棕褐色,下有果梗痕。小果易剥落,每个小果呈半月形,背面密被灰白色茸毛,两侧有明显的网纹,腹部有突起的棱线。体轻,质硬。气微,味微酸涩。

【功能与主治】　益肾固精缩尿,养肝明目。用于遗精滑精,遗尿尿频,阳痿早泄,目暗昏花。

【注意事项】　置干燥处。

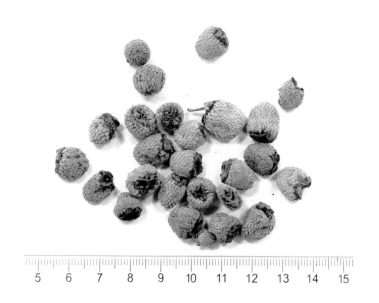

覆盆子

金樱子

【来源】 本品为蔷薇科植物金樱子的干燥成熟果实。10～11月果实成熟变红时采收,干燥,除去毛刺。

【饮片性状】 本品呈倒卵形纵剖瓣。表面红黄色或红棕色,有突起的棕色小点。顶端有花萼残基,下部渐尖。花托壁厚1～2 mm,内面淡黄色,残存淡黄色绒毛。气微,味甘、微涩。

【功能与主治】 固精缩尿,固崩止带,涩肠止泻。用于遗精滑精,遗尿尿频,崩漏带下,久泻久痢。

【注意事项】 置通风干燥处,防蛀。

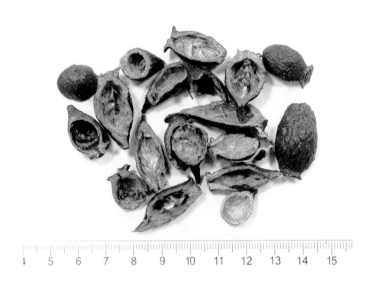

金樱子

海螵蛸

【来源】 本品为乌贼科动物无针乌贼或金乌贼的干燥内壳。收集乌贼的骨状内壳,洗净,干燥。

【饮片性状】 本品为不规则形或类方形小块,类白色或微黄色。气微腥,味微咸。

【功能与主治】　收敛止血,涩精止带,制酸止痛,收湿敛疮。用于吐血衄血,崩漏便血,遗精滑精,赤白带下,胃痛吞酸;外治损伤出血,湿疹湿疮,溃疡不敛。

【注意事项】　置干燥处。

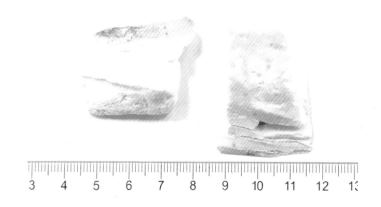

海螵蛸

莲子

【来源】　本品为睡莲科植物莲的干燥成熟种子。秋季果实成熟时采割莲房,取出果实,除去果皮,干燥,或除去莲子心后干燥。

【饮片性状】　本品略呈椭圆形、类球形、类半球形或不规则碎块。表面红棕色,有细纵纹和较宽的脉纹。椭圆形、类球形、类半球形者一端中心呈乳头状突起,棕褐色,多有裂口,其周边略下陷。质硬,种皮薄,不易剥离。子叶黄白色,肥厚,中有空隙。气微,味微甘、微涩。

【功能与主治】　补脾止泻,止带,益肾涩精,养心安神。用于脾虚泄泻,带下,遗精,心悸失眠。

【注意事项】　置干燥处,防蛀。

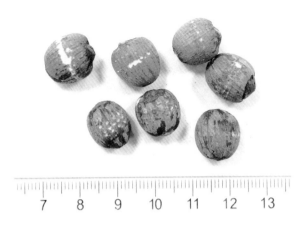

莲子

鸡冠花

【来源】 本品为苋科植物鸡冠花的干燥花序。秋季花盛开时采收,晒干。

【饮片性状】 本品为不规则的块段。扁平,有的呈鸡冠状。表面红色、紫红色或黄白色。可见黑色扁圆肾形的种子。气微,味淡。

【功能与主治】 收敛止血,止带,止痢。用于吐血,崩漏,便血,痔血,赤白带下,久痢不止。

【注意事项】 置通风干燥处。

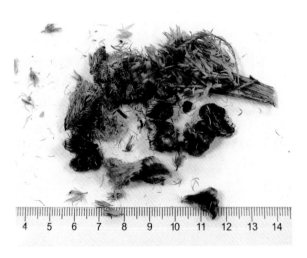

鸡冠花

270

第十九章　涌吐药

常山

【来源】　本品为虎耳草科植物常山的干燥根。秋季采挖,除去须根,洗净,晒干。

【饮片性状】　本品呈不规则的薄片。外表皮淡黄色,无外皮。切面黄白色,有放射状纹理。质硬。气微,味苦。

【功能与主治】　涌吐痰涎,截疟。用于痰饮停聚,胸膈痞塞,疟疾。

【注意事项】　本品有催吐副作用,用量不宜过大;孕妇慎用。

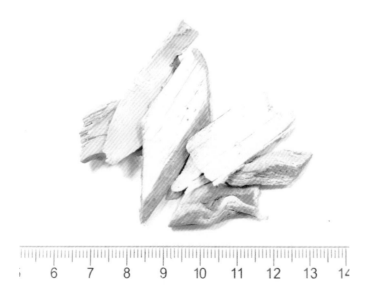

常山

第二十章　攻毒杀虫止痒药

白矾

【来源】　本品为硫酸盐类矿物明矾石族明矾石经加工提炼制成,主要成分为含水硫酸铝钾。

【饮片性状】　本品呈不规则的块状、颗粒或粉末。白色或淡黄白色,无玻璃样光泽。不规则的块状表面粗糙,凹凸不平或呈蜂窝状。体轻,质疏松而脆,手捻易碎,有颗粒感。气微,味微甘而极涩。

【功能与主治】　外用解毒杀虫,燥湿止痒;内服止血止泻,祛除风痰。外治用于湿疹,疥癣,脱肛,痔疮,聤耳流脓;内服用于久泻不止,便血,崩漏,癫痫发狂。枯矾收湿敛疮,止血化腐。用于湿疹湿疮,脱肛,痔疮,聤耳流脓,阴痒带下,鼻衄齿衄,鼻息肉。

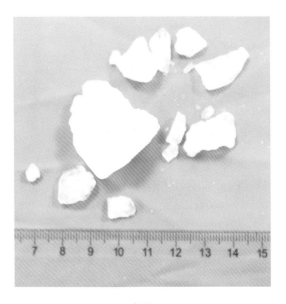

白矾

蛇床子

【来源】 本品为伞形科植物蛇床的干燥成熟果实。夏、秋二季果实成熟时采收,除去杂质,晒干。

【饮片性状】 本品为双悬果,呈椭圆形,长2～4 mm,直径约2 mm。表面灰黄色或灰褐色,顶端有2枚向外弯曲的柱基,基部偶有细梗。分果的背面有薄而突起的纵棱5条,接合面平坦,有2条棕色略突起的纵棱线。果皮松脆,揉搓易脱落。种子细小,灰棕色,显油性。气香,味辛凉,有麻舌感。

【功能与主治】 燥湿祛风,杀虫止痒,温肾壮阳。用于阴痒带下,湿疹瘙痒,湿痹腰痛,肾虚阳痿,宫冷不孕。

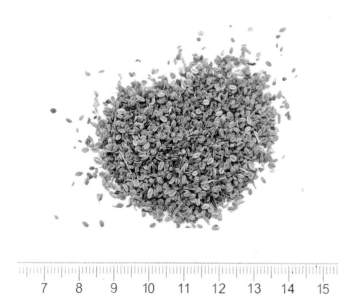

蛇床子

蜂房

【来源】 本品为胡蜂科昆虫果马蜂、日本长脚胡蜂或异腹胡蜂的巢。秋、冬二季采收,晒干;或略蒸,除去死蜂死蛹,晒干。

【饮片性状】 本品呈圆盘状或不规则的扁块状,有的似莲房状,大小不一。表面灰白色或灰褐色。腹面有多数整齐的六角形房孔,孔径 3~4 mm 或 6~8 mm;背面有 1 个或数个黑色短柄。体轻,质韧,略有弹性。气微,味辛淡。质酥脆或坚硬者不可供药用。

【功能与主治】 攻毒杀虫,祛风止痛。用于疮疡肿毒,乳痈,瘰疬,皮肤顽癣,鹅掌风,牙痛,风湿痹痛。

【注意事项】 置通风干燥处贮藏,防压,防蛀。

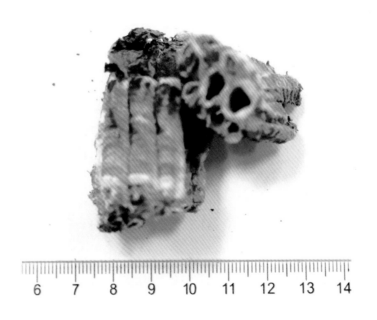

蜂房

附录一　中药名拼音索引

附录二　中药名笔画索引

主要参考书目

［1］钟赣生，张建军.中药饮片辨识基本技能实训［M］.北京：中国中医药出版社，2013.

［2］林余霖，李葆莉.精编本草纲目原色图谱［M］.北京：中医古籍出版社，2016.

［3］钟赣生.中药学［M］.北京：中国中医药出版社，2016.

［4］国家药典委员会.中华人民共和国药典（2020 年版·一部）［M］.北京：中国医药科技出版社，2020.

［5］林余霖.本草纲目原色图谱 800 例［M］.北京：华龄出版社，2020.